全国名老中医药专家学术经验传承工作——
毛天东老中医药专家传承工作室系列丛书

平乐正骨十讲

主　编　毛书歌　陈利国

副主编　（以姓氏汉语拼音为序）

　　　　李渡江　梁舒涵

编　委　（以姓氏汉语拼音为序）

　　　　海　渊　李　倩　刘青青

　　　　毛晓艳　倪　路　王智勇

U0335719

中国中医药出版社

·北　京·

图书在版编目（CIP）数据

平乐正骨十讲/毛书歌，陈利国主编．—北京：中国中医药出版社，2015.10（2023.4 重印）

（毛天东老中医药专家传承工作室系列丛书）

ISBN 978－7－5132－2762－9

Ⅰ.①平… Ⅱ.①毛… ②陈… Ⅲ.①正骨疗法 Ⅳ.①R274.2

中国版本图书馆 CIP 数据核字（2015）第 208898 号

中 国 中 医 药 出 版 社 出 版
北京经济技术开发区科创十三街 31 号院二区 8 号楼
邮政编码　100176
传真　010-64405721
三河市同力彩印有限公司印刷
各地新华书店经销

＊

开本 710×1000　1/16　印张 8.25　字数 82 千字
2015 年 10 月第 1 版　2023 年 4 月第 5 次印刷
书　号　ISBN 978－7－5132－2762－9

＊

定价　25.00 元
网址　www.cptcm.com

内容简介 ◀

　　洛阳平乐郭氏正骨起于清·嘉庆年间，盛传七世，历史悠久，目前已成为全国影响较大的正骨学派。2008 年 6 月"平乐郭氏正骨法"入选第一批国家级非物质文化遗产扩展项目名录。为继承、传播平乐正骨绝技，我们编辑整理了《平乐正骨十讲》一书。

　　该书共十讲，内容包括平乐正骨发展史及平乐正骨的主要学术成就。发展史介绍了郭氏家族第十七代郭祥泰首创平乐正骨的发展历程、主要传承人物及其贡献。正骨学术成就介绍了三期用药特色，以及接骨手法、理筋手法和正脊手法，基本囊括了平乐郭氏正骨的手法精髓。该书名为"十讲"，希冀能达如耳亲聆之效。

序 言

　　洛阳平乐正骨医术，起于清·嘉庆年间，至今已二百七十年余。本《蔺道人仙授理伤续断秘方》宗旨，承《正体类要》源流，续《医宗金鉴·正骨心法要旨》方术。折衷诸先哲奥秘，自成体系，独树一帜。声闻海内，患者如云。新中国成立前，遵从传子不传女之旧习，世代以家庭诊所接诊，发展缓慢。新中国成立后，党和政府高度重视，以第五代传人高云峰先生为院长，创办了世界上第一所骨伤科大学——河南平乐正骨学院，后又创办了正骨研究院。我和毛天东教授有幸成为平乐正骨学院科班出身的亲传弟子。

　　恩受高云峰先生的言传身教，耳提面命，我们这些弟子深得平乐正骨医术真谛。再经各自数十年临床、科研的体悟升华，大都学有所成，使平乐正骨这朵杏林奇葩绽放九州。2008年被收入"国家非物质文化遗产"首批名录，实乃中医药界一大幸事。

　　我与毛天东教授在正骨学院是同桌，同学情谊数十年如一日，每每相聚，忆先师笑貌风范，想当年制瓦搬砖，平坟地，起校舍，师生情笃。叙同窗阔别情谊，无不言出肺腑、淋漓酣畅，动情处以至于唏嘘零涕。

欣闻毛天东之长子毛书歌贤侄，后起之秀，青年俊杰，现担任中华中医药学会疼痛分会副主委暨河南省主委，且由省政府颁发证书确定为"国家非物质文化遗产平乐郭氏正骨法"第七代代表性传承人，不仅担纲国家名老中医毛天东传承工作室负责人，且组织其传承室学术团队，编写《毛天东老中医药专家传承工作室系列丛书》。丛书以《毛天东医案》为首本，《平乐正骨十讲》《正骨治筋108式》《实用正骨回春妙方》《道医养生传世录》依次编排。

丛书各分册书名新颖，内容翔实，特点突出，一经开阅则令人不忍释手。《毛天东医案》一书，收录经典案例64例，分为正骨技术、骨病筋伤、验方案例、人文案例四个门类。尤其人文案例实为医案之创新内容，切实体现了毛天东教授仁心仁术之大医本心。《平乐正骨十讲》不仅对平乐正骨学术渊源论述周详，且新的发现殊为可贵。身为第七代传承人的毛书歌贤侄，在颈椎病、腰椎间盘突出症、脊柱侧弯的手法治疗方面，成果丰硕，所述特色绝技均突显传承创新之处，尤其令人欣慰。《正骨治筋108式》《实用正骨回春妙方》资料翔实，论述精当。《道医养生传世录》一册，在浩瀚的道医典籍中，删繁为简，钩深致远，其中方术有作者自身养生之体验，殊为难能可贵。信其验之有征，传世必矣！

薪火传承结硕果，图文并茂传世作。作为毛天东教授的老同学，看到以他名字命名的名医工作室传承系列丛书问世，诚表热烈祝贺，并欣然为之作序。

世界手法医学联合会主席
全国老中医药专家学术经验继承工作指导老师
原广西中医学院院长
广西中医药大学终身教授

韦贵康

2015 - 4 - 25

目 录 ◀

第一讲　学术源流探讨

　　洛阳平乐郭氏正骨起于清·嘉庆年间，盛传七世，历时二百七十余载，"上以疗君亲之疾，下以救贫贱之厄"，济世救民，疗伤活人无数，素以疗法独特、疗效卓著、为医清廉而饮誉中原。据许鼎臣著的《龙嘴山馆文集》载："洛阳东二十里平乐园，郭氏世以专门工接骨医名闻天下。其在清季民间者为礼尹先生聘三，其法于明堂图，人之骨骼、筋骸支节要会莫不审查抚摸而不差纤毫，卷追不仁，榨辗撞摔，折断筋约而骨碎者，无寒暑风雨霜雪，门如市。"并记载其技术特点："为诊且不用麻沸药，不用针刀刺砭割，揉之，捏之，推之，筑之，拳击之，攀之，捞之，俯仰左右之，或伸之，正之，平齐之，垫支之，内服汤药而外膏丹之，裹以布围以批竹，时其静止移动，饮食矢溺。"《孟津县志》亦载："其法似推拿而挢引按抗于脉络腠理，疏癖解结皆与恒方殊，自跌毁断折，头破股裂，筋挛骸碎，一切车马金石踬仆糜烂伤，因创按摩，竹腾丹敷，克以疗期，到时无丝毫爽。"还评价曰："其奇中似虢中庶所称，搦骨水脑，撲荒爪幕，炼精易形者而俞跗以下至太仓公医案、孙思邈《千金方》皆不载，《铜图》所不绘……"洛阳平乐正骨是祖国医学的一支奇葩，是河南中医药学的一个杰出代表，由于其疗效奇特、历史悠久、医德高尚，普及影响面广，目前已成为全国有较大影响的正骨学派。2008年6月"平乐郭氏正骨法"入选第一批国家级非物质文化遗产扩展项目名录。历史上由于单传秘授，战乱及新中国成立后破四旧、"文革"等影响，致使洛阳平乐郭氏正骨历史文献记载有限，现从近年来收集整理的资料出发，予以其源流进行探讨。

一、历代传人及著作

平乐正骨由洛阳平乐郭氏家族第十七代郭祥泰首创，郭祥泰生前将其医术传其子郭树楷，同时传其祖侄郭树信。郭祥泰之后，平乐正骨分为两支，一支是郭树楷，另一支是郭树信。郭树楷→郭鸣岗→侄郭耀堂→郭均甫→郭汉章、郭焕章。郭树信→子郭贯田→子登三、聘三、建三、九三。郭聘三→其子郭灿若，郭建三→其子郭春园。郭灿若→其妻高云峰→其子郭维淮。

历代传人主要著作如下：郭树信著《郭氏家训》，郭贯田著《正骨手法要略》，郭鸣岗秘授郭耀堂著《秘授正骨心法》，郭春园著《平乐郭氏正骨法》《世医正骨从新》，郭汉章著《实用正骨学》，郭焕章著《伤科一百方》，高云峰著《正骨学》《郭氏正骨学》《正骨学讲义》，郭维淮著《简明正骨》《平乐正骨》。

二、《秘授正骨心法》的发现及郭尧民

《秘授正骨心法》系宣纸手抄本，落款为：平乐园郭鸣岗先生秘授侄耀堂撰述。民国二十二年八月初九日。本书共四卷，128

页。前三卷除包括《医宗金鉴·正骨心法要旨》内容外，尚有定生死脉诀、方法大旨等小歌诀。第四卷为经验诸方，包括展筋丹、接骨丹在内的内服外用方药56首，内容包括药物组成、剂量、用法及心得。其中有一首用药经验歌诀。随后记有八大脱臼症的临床表现和治疗方法。其中《秘授正骨心法》序中记载"民国二十三年仲秋之月，著正骨心法既终卷，宜为序且记之。夫自著书而自为序，誉既不可让，又不必此序。颇难著笔。然而无难也，直言之，质言之可矣。正骨心法者何？既正骨术，得心应手之法也。盖世人竞谈正骨之善，莫过于平乐；而妙术之流传，则自身曾祖典公始。公讳尧民，道号完祀，名医传载之甚详。性慈善幻且清净无为，人幻之妙谛。时与仙人游，侍者饥，曾现拔茅煮食之异术。归述其事，相验无讹。序中还记述，其祖典公者卒遇异人，手出残书半卷，捡集成册。内详展筋接骨剥骨破腹洗肠之术甚详。沿习及身，世传四辈。虽身村业此者甚不乏人，要皆以身曾祖为起点。奇方手术，家传无替。屡次试之，百发百中。诚正骨者之益针，有人死复生之妙，不啻回天再造之功。以问于世，切宜珍宝，慎勿视为泛泛甚矣。是为序。"此书为直系嫡传书籍。

　　关于郭典，历史上确有此人，查阅孟津《平乐郭氏家谱》，平乐历代名人录载："镛族门十六世，典，字尧民，太学生，诰赠奉政大夫。"其父郭世奇，其孙郭阶平，均为进士出身。乾隆《洛阳县志》卷五十：郭世奇。《续通志》："字霞標，洛阳人。乾隆丁巳进士，任广东吴川令。前官遗案累百，世奇以十日审结。尚简从下乡镇集，长幼教诲之，曰：'使其畏吾法不敢犯，毋使其犯吾法，不能逃也.’越三年，无犯徒以上罪者。署化州牧，有声。卒于官。"民国洛阳县志载："阶平字应三。廪生，嘉庆戊午举人，乙丑进士，陕西孝义抚民同知，拜阳县知县，蒲城县知县，富平县知县，留坝同知，乙卯辛己同考官。"

同时，地方史志也记载了郭尧民的部分事迹。民国版《洛阳县志》记载："郭典，字尧民，平乐人。郭氏家乘称精通三教九流，遇异人生平多异迹，禹州马时芳深于阳明学，学者称平泉先生，与典友善。考平泉遗书，洛阳某先生蓄道德深藏不市。与尧民交好，尧民孙阶平登贤书，命往谒，入门，致大父意，顿首，平身受之。谓曰：汝祖令汝来乎？曰：然。既又曰：汝中举，中了也好。不敢有所请，出，言其气貌淳古，莫能测其际。然颇有憾意。尧民曰：渠为我故，待汝厚矣。盖典与其友之。于阶平殆有期于功名之外者。典在山西览范彪西理学备考，如某如某皆自姚江一派出。故寓心学术。与平泉针芥相投，于百千稠人中神气凝定如居静室。岁己未，晓起呼孙阶平曰：吾体觉不快。倾之，勉讲中庸，首章毕，端坐而逝。平泉为诗哭之。诗曰：闲庭晓起视茫茫，落叶缤纷屋有霜。人到眼中谁第一？伤心无有返魂香。"

同时，晚清高福堂《嵩洛草堂诗集》中洛阳人物卷的隐逸类中，关于郭典的记载除了民国版县志中所有内容外，尚记："尧民先生，盖隐君子也。余幼稚时，尚闻郭阶平之祖，精奇门遁甲，生平多异迹，近于神仙。尝携一仆游蜀，途中煮石为饭。元宵节画墙为门，推家人入之。游怀庆观灯，常识之不忘。后读马平泉书，知其为讲学中人，深造自得，邃于道妙，故于平泉为莫逆交。近访遗失，平乐苦无知者，并其名字不能举矣。仍翻平泉书，采摭数事，以见梗概。呜呼！士不遇时，怀奇行而泯没荒烟蔓草者，可胜慨哉！"

三、平乐正骨传人著作中关于平乐郭氏正骨法的记载

第二代传人郭树信著有《郭氏家训》，郭春园《平乐郭氏正骨法》中有部分《郭氏家训》内容，其中对于平乐正骨益元堂渊源有如下记载："同祖益元君孟人，与先生交好，益元君中年离家访道，多年未归，适逢其郡居遭受灾荒，得先人之周济其全家度过灾年，后益元君来向先人道谢，而因先人外出未能与之相见，此后先人贩丝至鲁，和益元君巧遇，谈起益元君已习练正骨，以八法为之则，以诸正科为之术，君口述先人以笔录之。回来传教后人，先以施药，后来行医，正骨八法相传吾家，当郭氏正骨术名传以后，我家之堂名定为'益元堂'，即后人纪念益元君传术之意。而家人及村邻有不详益元君之名，尽知为游方道士所传，实也不误。"

平乐正骨第三代传人郭贯田著《正骨手法要略》，平乐郭氏正骨五代传人郭春园于1959年出版了《平乐郭氏正骨法》，系作者根据家传抄本《正骨手法略要》内容，结合自己心得体会所撰。书中明确提到了平乐益元正骨八法，即辨证法、定茬法、压棉法、敷理法、牵置法、砌砖法、托拿法、推按法。在药物疗法中记载有平乐正骨展筋丹、接骨丹等方剂，并记载有平乐益元正骨八法的原始理论资料。

平乐正骨传人郭耀堂于民国期间撰写《秘授正骨心法》一部。《秘授正骨心法》共四卷，前三卷除包括《医宗金鉴·正骨心法要旨》全部内容外，尚有定生死脉诀、方法大旨等小歌诀。第四卷为经验诸方，包括展筋丹、接骨丹在内的内服外用方药56首，内容包括药物组成、剂量、用法及心得。其中有一首用药经验歌诀。随后记有八大脱臼症的临床表现和治疗方法。

郭氏正骨传承人郭汉章于1958年出版《实用正骨学》一书，其书所载正骨手法有：摸法、揉研法、端法、捺法、捏法、提法、接法、推拿法、按摩法、活运法、牵引法、旋转法、固定法。书中药物疗法中记载有平乐正骨展筋丹、接骨丹等方剂。平乐正骨传承人郭焕章著《伤科一百方》，书中记载有平乐正骨展筋丹、接骨丹等方剂。

1956年根据高云峰临床经验，平乐正骨学习组整理编写了《郭氏正骨学》，书中记载了各种骨折、脱位的整复固定方法，软组织损伤及关节强直的治疗方法，祖传秘方展筋丹、接骨丹的配制方法及用法。其中所应用的正骨手法虽未提出具体名称，但内容系益元正骨八法。1960年在平乐正骨第五代传人高云峰的指导下，郭维淮组织编写了河南平乐正骨学院教材《正骨学讲义》。其中关于平乐正骨手法的记载为"本书所载之正骨手法，是以正骨心法要旨中之八法及平乐正骨经验为基础，并结合其他各家先医的经验而写的。平乐正骨法是通过百年来临床实践中宝贵经验的积累，创造性的应用和不断革新，至今已形成了一套比较完整的方法，有许多独创之处，归纳起来可分切摸、按摩、拔伸牵引、复位、固定与其他手法""平乐正骨手法亦是以《正骨心法要旨》中所载八法为原则，归纳起来不外切摸、牵引、复位、固定、按摩、捏筋等步骤"。平乐正骨学院《正骨学讲义》曾记载："论对骨法式一篇，相传为河南平乐郭氏正骨祖传方术遗本，年代已无从考起，书中不知从何人之手，现仅有抄本。其中部分记有正骨科成方外，尚见平乐正骨所用揉药，展筋丹方。"此对骨法式一篇是否为平乐益元正骨八法原文，现无从考证。

1990 年，国家中医药管理局批准对"平乐正骨"进行立题研究，在六代传人郭维淮教授的组织领导下，医院成立了以张茂、毛天东、谢雅静、郭艳丝等为主要成员的平乐正骨专门研究小组。通过系统的整理、归纳和总结，于 1995 年出版了《平乐正骨》一书，从理论上响亮地提出平乐正骨的学术特点为：三大原则，即"整体辨证、筋骨并重、内外兼治"；四套方法，即"手法疗伤、器具固定、药物疗法、功能锻炼"。其中对平乐正骨手法归纳为三套手法：①以切摸为纲的检查八法，即触摸、按压、对挤、推顶、屈伸、旋扭、叩击、二辅。②以按摩为纲的治筋三法，即揉药法、理筋法、活筋法。③以拔伸为纲的骨折脱位整复八法，即拔伸牵引法、推挤提按法、折顶对位法、嵌入缓解法、回旋拨荐法、摇摆推顶法、倒程逆施法、旋撬复位法。从上述平乐正骨传承谱系及著作看，嫡系书籍乃一脉相承，其对原始技术推测有较大意义。

《秘授正骨心法》中正骨八法乃《医宗金鉴·正骨心法要旨》中摸、接、端、提、按、摩、推、拿。嫡系支祖传之正骨八法乃《医宗金鉴》正骨八法。而偕系支所用之正骨手法除了

《医宗金鉴》正骨八法外，还有益元正骨八法。各传人在药物方面均应用接骨丹和展筋丹治疗，但对平乐正骨手法、固定方法等技术无统一认识。出现虽然都是平乐正骨，但治疗方法有一定的差异现象。

四、平乐正骨与《医宗金鉴·正骨心法要旨》

《郭氏家谱·平乐正骨发展简史》载："平乐正骨的创始人系吾门（文范祖门）十七代祥泰公，字致和，人称老八先，清·乾隆嘉庆年间人。"清末孟津许鼎臣《龙嘴山馆文集》亦载：郭聘三"世岐黄业""精其术四世云"。从各方面资料看，目前可以非常肯定平乐正骨起于平乐郭氏家族十七世郭祥泰。但郭氏家谱及各方面资料均无郭祥泰的生辰年月，亦无郭祥泰逝世时间，更无平乐正骨形成的文字记述，要推定平乐正骨起源时间，只能先推测郭祥泰出生年代。根据郭聘三、郭建三等所立郭树信碑文可知，平乐正骨第二代传人生于嘉庆二十五年，即1820年。郭树信系郭祥泰同族之侄，若按郭祥泰大郭树信30～40岁之间算，郭祥泰出生应在1780—1790年，即清·乾隆末年，与家谱记述其为清·乾隆嘉庆年间人相符。若按郭祥泰15～20岁左右掌握正骨技术公开行医，则平乐正骨起源大概时间应在1795—1805年之间。《医宗金鉴》出版于乾隆7年，1742年，在时间上平乐正骨有可能继承了《医宗金鉴·正骨心法要旨》。

从历代传承可以看出，洛阳平乐正骨西北支（郭均甫、郭汉章、郭宪章）技术师承嫡传，从《伤科一百方》《实用正骨学》

与《秘授正骨心法》内容对比来看，许多方药相同或类同，此支方药与《秘授正骨心法》一脉相承，其中较大分量方药出自《医宗金鉴·正骨心法要旨》。如郭汉章所著《实用正骨学》中所载方剂《医宗金鉴·正骨心法要旨》占一多半。《平乐郭氏正骨法》《平乐正骨讲义》《平乐正骨》等倜系支著作中也有较多《医宗金鉴》内治法的踪迹。郭春园所著《平乐郭氏正骨法》中清心药、活血顺气何首乌散、薤白瓜蒌汤、百合散、苏子桃仁汤、犀角地黄汤、益气养荣汤、调经散、牡丹皮散、当归导滞散、桃仁承气汤、小柴胡汤、柴胡四物汤、加味归脾汤、二味参苏饮等方均出自《医宗金鉴·正骨心法要旨》，并且在伤科杂症的治疗上与《医宗金鉴·正骨心法要旨》内治杂症法相似。特别是《秘授正骨心法》，共四卷，前三卷包括了《医宗金鉴·正骨心法》的全部内容，正骨八法乃《医宗金鉴·正骨心法》中摸、接、端、提、按、摩、推、拿。本书较接近平乐正骨起源技术原貌，其技术原貌乃《医宗金鉴·正骨心法要旨》。

《医宗金鉴·正骨心法要旨》治伤特色：用药集以薛己为首的主张八纲辨证论治学派和以异远真人为代表的主张经络穴位辨证论治的少林寺学派之长于一家。强调手法诊断及治疗的重要性并归纳为正骨八法。总结并革新了外固定器具（裹帘、竹帘、抱膝等十种）。平乐正骨治伤特色（载之《平乐正骨》一书）：洛阳（平乐）正骨继承了以经络穴位辨证施治，手法外治的少林派和以薛己为首的主张八纲辨证，药物内服为主温补派的学术特点。"裹以布围以批竹""内汤液，而外丹膏之"。

从郭耀堂《秘授正骨心法》序中可知，郭祥泰受业于郭尧民，郭尧民家系书香门第，其本人为太学生。古代文人大多通晓医道。郭尧民上太学时相对容易接触《医宗金鉴·正骨心法要旨》。当时此书发行很少，据记载吴谦等人才有资格得到一部。

五、平乐正骨文献中关于起源的记载及传说

由于历史原因，文献对洛阳平乐正骨记载较少，祖传正骨文字记载有限。对平乐正骨起源各家说法不一。

郭春园《平乐郭氏正骨法》中《郭氏家训》载："同祖益元君孟人，与先生交好，益元君中年离家访道，多年未归，适逢其郡居遭受灾荒，得先人之周济其全家度过灾年，后益元君来向先人道谢，而因先人外出未能与之相见，此后先人贩丝至鲁，和益元君巧遇，谈起益元君已习练正骨，以八法为之则，以诸正科为之术，君口述先人以笔录之。回来传教后人，先以施药，后来行医，正骨八法相传吾家，当郭氏正骨术名传以后，我家之堂名定为'益元堂'，即后人纪念益元君传术之意。而家人及村邻有不详益元君之名，尽知为游方道士所传，实也不误。"

郭耀堂《秘授正骨心法》序载："而妙术之流传，则自身曾祖典公始。公讳尧民，道号完祀，名医传载之甚详。沿习及身，世传四辈。虽身村业此者甚不乏人，要皆以身曾祖为起点。奇方手术，家传无替。"

郭汉章所著《实用正骨学》所载："我家世居河南洛阳平乐村，相传先代自明末，即以内外科兼正骨，悬壶桑梓。至十七世

后，对正骨技术，日益提高，遂独以骨科著称。后世能够继承其事业的，颇不乏人。"同时在平乐当地民间一直传说平乐正骨得传于路经平乐的武林高僧或乞丐，因感激郭氏先人救济之恩，传其方术。另一传说平乐正骨继承于洛阳正骨名医祝尧民，祝尧民曾途经平乐村，郭氏待之甚厚，其遂传秘术报答之。

从《郭氏家谱》记载看，郭氏家族中在十七世以及十七世以前，有多人行医并且医术精湛。平乐正骨的医术是从十七世郭祥泰开始形成，并在社会上形成广泛的影响。

六、平乐正骨渊源探讨

平乐正骨的渊源有多种传说及记载，看似很杂乱，但依据时间主线，各个传说又不矛盾，只是发生在不同时间段。

首先关于祝尧民传术说。祝尧民在历史上确有其人，《虞初新志》和《洛阳县志》上均有记载。《嵩洛草堂遗编》第二卷（洛阳人物志）"祝尧民，字巢夫。洛诸生，少以文明，明亡，弃举业为医，自号薛医道人。得仙传疡医，凡诸恶疮，傅药少许即愈，或有断胫折臂者，延治无不效，时人比之华佗。里有被贼断头未殊者，其子知其神，急请尧民，尧民抚其胸曰：'头虽断，尚有生气，有生气则可治。'急以银针纫其头与项。既合，傅以药，熨以炭火，少顷，煎人参杂以他药，启其齿灌之，须臾鼻有微息，复以热酒灌之，逾昼夜则出声，进以糜粥，七日而创合，半月活如故，举家拜谢，愿以产之半酬之，尧民不受。后入终南山，不知所终，无子，其术不传。"

上述传说平乐周围百姓中流传最广，郭氏家族的人也大多认同。但祝尧民与郭祥泰不是同一时代的人，郭祥泰不可能直接继承祝尧民衣钵。只能说祝尧民曾传医术于郭祥泰之前的郭氏先祖。其中或有正骨方面的经验。郭耀堂《秘授正骨心法》序中"而妙术之流传，则自身曾祖典公始。公讳尧民，道号完祀，名医传载之甚详。沿习及身，世传四辈。虽身村业此者甚不乏人，要皆以身曾祖为起点。奇方手术，家传无替"。祝尧民是否系郭尧民之误传？郭尧民与祝尧民之间是否存在学术传承？目前资料不得而知。但郭尧民系郭氏第十六代人，郭祥泰极有可能从其族叔处得到《医宗金鉴·正骨心法要旨》。否则《秘授正骨心法》序中不会写"而妙术之流传，则自身曾祖典公始"。同时《郭氏家谱》记载其十六世郭逢春之子郭守志"精于岐黄，承父遗风，亦精于正骨外科之术"，其侄郭守业"好医术亦精于外科"。同一家族，郭祥泰有条件从长辈那里学习和继承骨伤外科经验。

其次武林高僧或乞丐说。这应该是发生在郭祥泰自己身上的事情。郭氏家族在郭祥泰时期及以前虽然有多人习医行医，并未专于正骨。而郭祥泰为何以正骨著称于世呢。肯定郭祥泰除继承了先祖们的正骨经验外，还学到了当时较先进的正骨手法和方药。根据文献研究可以基本上肯定其得到的技术资料应该是《医宗金鉴·正骨心法要旨》。其得到的方药应该是接骨丹和展筋丹。《医宗金鉴》出版于1742年，吴谦等撰书有功之人方奖书一部，随后几十年间民间广泛流行此书可能性不大。《医宗金鉴·正骨心法要旨》是当时最先进的正骨专著。当时的医生只要掌握《医宗金鉴·正骨心法要旨》，正骨技术就会有质的飞越。那么接骨丹和展筋丹及《医宗金鉴·正骨心法要旨》又从何来。可能得之于高人或像《神农本草经》一样，假托于某人。中医学中许多祖传世家的起源几乎都是神奇出世故事或感恩性故事。与平乐村一路之隔的像庄秦氏妇科，也起源于清代乾隆、嘉庆年间。几乎是同样的传说。秦氏妇科的创始人秦世禄，在其家门，以施舍茶水闻名乡里。一个远方骑马来客，念秦世禄年老志诚，心地善良，又是施善于路人，就传以秘方。

再次《郭氏家训》同族益元君传术说。郭氏正骨历史上曾出现过两个堂名，一则人和堂，系郭祥泰所创；二则益元堂，系郭树信所创。据《郭氏家谱》记载郭树信系人和堂账房先生，郭祥泰晚年将正骨医术传给郭树信。郭树信所写《郭氏家训》载"堂名定为'益元堂'，即后人纪念益元君传术之意"。郭树信在跟随郭祥泰学习正骨术以后，除掌握了《医宗金鉴·正骨心法要旨》外，又得到同族道人益元君所传的"益元正骨八法"。

七、高云峰与中医正骨

郭灿若系民国期间平乐正骨名医之一，郭聘三医术继承者。1926 年，他和高云峰结为伉俪，夫妻配合默契，在平乐家中治疗省内外病人。就医者络绎不绝，家院内外车水马龙。1930 年，郭灿若患重病，其子郭维淮方 1 岁，眼看本门郭氏正骨后继乏人，他果敢冲破"传男不传女"的祖训，开始教授高云峰正骨医术。高云峰系农村妇女，高云峰一边学习文化知识一边学习正骨医术，在郭灿若手把手地教授下，很快也成长为正骨高手并公开行医。在民国期间因平乐正骨的许多传人都曾给国民党军政要人看病，在当时名气响亮。1948年春，人民解放军二次解放洛阳后，在平乐村贴出了陈赓司令员签署的保护平乐正骨医术的报告。1950年郭灿若病逝于上海，享年56岁，从此，高云峰成为郭氏正骨第五代主要传人。

1952年高云峰冲破家族势力，将祖传"展筋丹""接骨丹"秘方公布于世，得到政府和人民的称赞，1956年1月，高云峰作为特邀代表出席了全国政协第二次代表大会。会上，毛泽东主席接见了她，鼓励她"多带徒弟，好好为人民服务"。从北京回到洛阳后，高云峰毅然打破平乐正骨只传郭姓不带外徒的戒律，开始带异性徒弟传授正骨术。随后在政府支持下，高云峰创办了洛阳专区正骨医院。1958年9月，高云峰创办了"河南省平乐正骨学院"。成为新中国中医骨伤科高等教育的开拓者。为新中国培养了建国后第一批骨伤科高级人才，为现代中医骨伤科的发展奠定了基础。其被尊为"现代中医骨伤科之母"。

高云峰是一流的正骨专家，骨伤科教育家。高云峰深得平乐正骨八法之秘，凭纯熟的临床经验徒手进行诊断和治疗，即使是陈旧性关节脱位的整复，疗效也很好。在用药方面，她根据骨伤患者的病变特点，创造性地提出破、和、补三期用药原则。在临床中十分重视辨尿液、察指纹来判断患者气血的盛衰、脏腑的虚实，从而遣方用药。1956年正骨培训班学员曾根据高氏的经验总结出《郭氏正骨学》。

正骨学是一门实践科学，高云峰医疗技术较高，但由于文化水平的限制，使其许多医疗经验没能很好地保留下来。高云峰运用的医疗技术是什么呢，通过目前散在的资料显示，是"益元正骨八法"。如"活关法""二辅法""展筋丹按摩法"等。

八、结语

根据以上的分析，可以基本推测出平乐正骨的渊源：郭氏家族，自明朝初年自晋迁洛，世居平乐，行善积德，家族中各代均有习医者，祝尧民曾传授郭氏先人外伤科经验，到平乐郭氏第十六代郭尧民时，世代书香门第，儒医传家，乾隆年间郭尧民上太学时，得到了《医宗金鉴·正骨心法要旨》。郭尧民"精通三教九流，遇异人生平多异迹"。其将《医宗金鉴·正骨心法要旨》传于十七世郭祥泰，郭祥泰通过学习伤科著作，结合家族长期医疗实践，积累了丰富的临床经验，创始了平乐郭氏正骨，并以正骨术著称于乡里。郭树信学习正骨术于郭祥泰，在掌握接骨术及秘方的同时，又得到同族益元君的"益元正骨八法"。有了先进的理论指导，郭树信支的郭贯田、郭聘三除继承家传医术外并深研医理，总结经验，平乐郭氏正骨形成了自己独特的理论体系和治疗方法，为郭氏正骨的发展奠定了坚实的基础。"聘三承祖父业，加以深邃恢闳，旁通《灵枢》，折衷诸先哲奥秘，成一家法，名闻海内。"经世代发展成为正骨世家。新中国成立后经高云峰、郭春园、郭维淮收徒办学，弘扬成派。

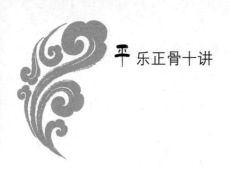

第二讲　学术发展历程

　　2008 年 6 月 7 日，国务院公布第二批国家级非物质文化遗产名录和第一批国家级非物质文化遗产扩展项目名录，"平乐郭氏正骨法"入选第一批国家级非物质文化遗产扩展项目名录。这标志着继去年"洛阳正骨"入选第一批河南省省级非物质文化遗产名录之后，平乐郭氏正骨（洛阳正骨）又上了一个新的台阶。1956—2008 年，在具有 200 余年历史的平乐郭氏正骨基础上建立起来的河南省洛阳正骨医院度过了整整 52 个春秋。从 1956 年建院，到 1958 年建立中国第一所正骨大学——河南省平乐正骨学院，到 1959 年建立河南省洛阳正骨研究所，再到现在的全国中医骨伤专科医疗中心、全国重点中医专科（专病）建设单位、全国中医骨伤科医师培训基地、国家博士后科研工作站、国家药品临床研究基地、三级甲等中医医院、河南省正骨研究院，沧海桑田、风风雨雨，经过不断地继承、创新和发展，这棵建院初期的杏林幼苗，而今已长成硕果压枝的参天大树。在 50 多年的风雨历程中，几代正骨人在继承、创新和发展的道路上，志存高远，锐意进取，将现代科学技术与祖国传统医学相结合，取得了丰硕的成果和骄人的业绩，使平乐郭氏正骨（以下简称平乐正骨）声誉远播，闻名遐迩。

一、平乐正骨的继承时期

平乐正骨有两大绝招：一是秘方，二是手法。秘方分外用方、内服方两类，方名、药名、剂量、用法、作用、炮制等均有详细记载。这些秘方以家族传承的方式保存下来，1952 年，平乐正骨第 5 代传人、原河南省洛阳正骨医院院长高云峰将这些秘方公诸于世。而关于平乐正骨手法，历史上却少有文字记载，家族传承多是通过给病人疗伤过程中进行操作、示范、讲解的形式来完成。平乐正骨究竟有多少手法？其名称、要领、类别、用途是什么？一直无人说得清楚。1960 年，平乐正骨第 5、6 代传人编写了一本《正骨学讲义》，这是当时平乐正骨学院 3 个年级数百名学生唯一的骨伤科教材，它是我国骨伤科最早的内部教材之一。其中有关于平乐正骨手法的记载："平乐正骨手法通过百余年来临床实践宝贵经验的积累、创造性的应用和不断改进，至今已形成了一套比较完整的方法，有许多独创之处，归纳起来可分：切摸、按摩、拔伸、复位……"当时被称作八字手法，后来发现这八字手法并非平乐正骨的原创手法。"切摸、按摩"来自清代吴谦所著《医宗金鉴·正骨心法要旨》上的正骨八法：摸、接、端、提、推、拿、按、摩；"拔伸"则来自唐代蔺道人所著《仙授理伤续断秘方》所载"拔伸、捺正、用力收入骨"。那么平乐正骨的正宗手法到底是什么？其包含哪些内容？在以后的临床实践中才逐渐有了答案。

二、平乐正骨的辉煌时期

（一）整理平乐正骨手法

为了方便后人学习，使平乐正骨手法绝技发扬光大以惠及更多的骨伤患者，在有关部门和领导的支持下，平乐正骨的传人们经过长时间的继承与探索，对平乐正骨手法先后进行了2次整理，分别于1976年、1995年出版了《简明正骨》和《平乐正骨》2本专著。1976年，农村缺医少药情况十分突出。为解决这一问题，国家提倡培训赤脚医生，提倡利用"一根针""一把草"（即针灸、中药等中医药疗法）救治贫困病人。《简明正骨》就是在这样的背景下编写而成的。作为赤脚医生学习的系列丛书之一，该书虽然是一本小册子，但内容齐全且简明扼要。书中尽管没有明确系统地提出平乐正骨手法的学术特点，仅整理出用于骨折脱位的"正骨六法"，但平乐正骨手法的基本要素已包含其中。1990年，国家中医药管理局批准对"平乐正骨"进行立题研究，系统整理平乐正骨手法的时机已经成熟。在第6代传人郭维淮的组织领导下，医院成立了平乐正骨专门研究小组。通过系统地整理、归纳和总结，于1995年出版了《平乐正骨》一书，从理论上响亮地提出平乐正骨的学术特点为：三大原则，即"整体辨证、筋骨并重、内外兼治"；四套方法，即"手法疗伤、器具固定、药物疗法、功能锻炼"。其中对平乐正骨手法以"八字手法"为依据，从众多群体手法中归纳出了三套手法：①以切摸为纲的检查八法，即触摸、按压、对挤、推顶、屈伸、旋扭、叩击、二辅。②以按摩为纲的治筋三法，即揉药法、理筋法、活筋法。③以拔伸为纲的骨折脱位正复八法，即拔伸牵引法、推挤提按法、折顶对位法、嵌入缓解法、回旋拨茬法、摇摆推顶法、倒程逆流法、旋撬复位法。

（二）创造辉煌业绩

1. 放射线下，徒手整复，练巧了手法，提高了疗效 放射线是无形杀手，对人体危害很大，其造成的伤害往往是不可逆转的。整复室内虽然备有防护用的铅围裙和铅手套，但穿戴起来会影响手法操作的精确性。为了达到准确满意的复位，使病人能够早日痊愈，洛阳平乐正骨的弟子们常年在放射线下徒手为病人进行整复。遇到难以整复的骨折或脱位，大家轮番上阵，往往是十几分钟、几十分钟过去了，经过反复的摸索和不断的努力，最终使骨折脱位得以满意复位。经过长期的临床实践和对复位手法的不断研究改进，对于一些复杂的骨折脱位，大家终于掌握了其变位规律和手法要领，有时甚至不用麻醉便可在几分钟内完美复位。然而，一套精巧手法的练就绝非一朝一夕之功，许多医生的双手被放射线无情地灼伤了。

2. 革新外固定，研制小夹板 复位与固定犹如连体婴儿，在特定的时间内密不可分。尽管手法占第一位，倘若固定不当，就会前功尽弃。徒手在放射线下辛勤整复的平乐正骨人，以自身健康为代价换来的手法技巧，有时却因传统外固定方法存在缺陷而保证不了骨折复位后的理想位置。平乐正骨传统的外固定方法很多，诸如粘贴法、绑扎法、砌砖法、挤垫法、黑白布竹片固定法等，其中黑白布竹片固定法是骨折复位后的主要固定方法。必须承认这种固定方法的历史功绩是不可磨灭的，因为在过去科技落后的年代里，它起码可以维持长骨轴线，保证四肢骨折不出现大的成角畸形，降低了无数患者的伤残程度。但随着科学的发展，特别是 X 线机的出现，这种方法的不足之处逐渐显现出来：①不能有效控制整复后的理想对位。②竹片两端削成铲状，尽管在接近关节部位也塑形成弯曲状，仍避免不了刺伤皮肤。③黑白布、接骨丹影响透视拍片，不利于治疗期观察。革新外固定势在必行。然而外固定的革新无异于骨伤治疗史上的一场改革，为此，当年的平乐正骨人颇费了一番思索。因为当时的口号是对平乐正骨要全面继承，如果抛弃传统的固定法，唯恐继承不全面。在平乐正骨第 6 代传人郭维淮的积极支持和参与下，一场轰轰烈烈的外固定革新开始了。研究、讨论、试用、改进……经过不断地探索和反复地改进，全套的木质小夹板终于被成功研制出来了。小夹板分直板和塑形板。在早期，直板选用桐木、杉木、松木等，塑形选用柳木，后来改用既可以塑形也可以不塑形的粘合板替代。小夹板的长短、宽窄、尺寸均有相应的标准，上肢夹板和下肢夹板按成人用和儿童用又分别分为大、中、小 3 个型号。所有类型的小夹板均由专职木工制作，基本满足了四肢常见骨折的固定要求。小夹板轻巧灵便，经济实用，一经问世便很快风靡全国，而且还受到了国外同行的称赞，仿佛一夜之间骨伤科进入了小夹板时代。小夹板的普及应归功于天津市天津医院（天津骨科医院）的及时总结和宣传，所以许多人只知道天津小夹板而不知道洛阳小夹板。实际上，天津和洛阳在小夹板的研制应用上处在同一起跑线上，在小夹板研制的起始阶段，两地不断相互往来，参观交流。两地小夹板有许多不同之处：天津小夹板较短，较窄，固定不超关节；洛阳小夹板较长，较宽，多是超关节固定。但无论谁先谁后，各自都有自己的特点，从广义上讲都是中国的小夹板，是中国中西医结合的产物。小夹板的诞生，是在中国中西医界的共同努力下铸成的我国骨伤科发展史上的一座新的里程碑。

3. 研制系列器具，拓宽外固定形式　小夹板固定虽然比传统的外固定方法前进了一步，但经过一个时期的临床应用，发现仍有其自身局限性。它适用于四肢稳定性骨折，而对不稳定性骨折和特殊类型的骨折固定效果则不理想。新的问题必须用新的方法去解决，当时的平乐正骨人没有停留在小夹板水平上，他们在小夹板的基础上继续分析研究，甚至抛开小夹板去探索多方位的外固定形式。大家为了同一个目标密切合作，经过长期的探索和研究，包括对引进的外地方法进行改良，最终系统地研究总结出一套完整的外固定方法：①小夹板系列；②板式架、骨牵引、小夹板联合系列；③克氏针、小夹板、石膏托联合系列；④针、钉、器具系列。这一系列外固定方法的探索、研究、整理和总结，经历了从无到有、从易到难、从简单到复杂、从引进到改良的漫长过程，凝聚了平乐正骨人在探究外固定方法过程中付出的心血，体现了平乐正骨人在传承创新、追求卓越医疗品质的道路上孜孜以求坚持不懈的进取精神。

4. 创新结硕果　正骨人创造辉煌业绩于1978年，国家开展科研成果评定工作，医院及时组织有关人员认真准备，系统整理材料。经国内著名骨科专家组成的专家委员会集体研究，河南省洛阳正骨医院共评出6项成果，分别是：①中西医结合手法复位治疗外伤性陈旧性关节脱位；②中西医结合手法整复肱骨外髁翻转骨折；③中西医结合手法治疗肱骨内上髁三、四度骨折；④中西医结合板式架治疗下肢骨折；⑤中西医结合治疗慢性骨髓炎；⑥地龙对骨折愈合作用的临床观察。

进入20世纪80年代，平乐正骨迎来了第2次成果收获高峰，共取得了17项科研成果。其中的小腿内侧皮瓣、胫骨皮瓣和腓骨皮瓣移植技术，是治疗四肢创伤、感染性骨皮缺损的有效方法，达到了国内领先水平，被业界誉为"洛阳皮瓣"。这前后23项成果的取得，浸透了平乐正骨人的智慧、汗水甚至鲜血。由于常年受到X线的灼伤，姜友民主任双手溃烂，张茂主任截去了双手的中指，付光瑞主任截去了右手的中指……包括郭维淮在内的老一代平乐正骨人，他们的双手都轻重不同地留有被放射线灼伤的痕迹。当他们伸出被X线灼伤的双手，捧着这些沉甸甸的成果证书时，精神上获得了极大的安慰和满足。

在颁发证书时还有一段插曲，被放射线灼伤最严重的姜友民主任，他的双手在20世纪70年代就出现了溃疡，而后逐年加重，指甲脱落，十指发黑，状如焦炭，看不到多少正常皮肤，见到的是片片点点不时滴血的红色肉芽。当专家委员会主任委员过邦辅教授给他颁发成果鉴定证书时，看到他双手的惨状，惊讶而惋惜地说："这是怎么搞的，为什么不加防护，把手灼成这个样子！这种献身精神固然可贵，但是造成这么严重的后果是不可效仿的。"教授的忠告不无道理，但也许他不知道，这些平乐正骨的老专家们，他们以自身健康为代价换得正骨手法的精巧，正是为了使患者少吃射线、早日康复，使跟随他们学习的后人们少吃射线、少走弯路！姜友民主任双手溃烂逐年加重，终因癌变于1998年7月离我们而去。正是凭借着这种甘于为医学献身的平乐精神，一代又一代的平乐正骨人，前赴后继，传承创新，用他们的智慧和汗水书写着平乐正骨发展史上的辉煌。

三、平乐正骨的冷遇时期

正骨手法遭遇冷淡是逐渐显现的，难以用准确的时间来界定，大体上始于20世纪80年代中期。其深层因素或许很多，但明显的原因有以下两方面。

（一）"AO"技术的冲击

随着改革开放的不断深入，现代科学技术像插上了翅膀，飞速发展，成果连连。然而在医疗卫生界，在利用新技术、新成果方面，西医超前，中医滞后。早就盛行于西方的 AO（association for the study of internal fixation，国际内固定研究学会）技术，此时不失时机地传入我国，通过信息传播、办班讲学等形式，很快风靡全国。加上内固定器材质量与形式的不断改进，进入20世纪80年代，AO技术在骨伤界遍地开花，一些原本搞手法整复的中医医师也趋之若鹜，遇到四肢骨折病人也做起手术来。平乐正骨手法遇到了强大的冲击和严峻的挑战。

（二）医疗环境的影响

随着国民经济的快速发展和人们生活水平的不断提高，医院和医生所处的外部环境也在悄然发生着变化。一些通过手法复位即可恢复其肢体功能的患者，往往要求医生给其做手术达到解剖复位。由于手术创伤大、费用高，对于一些四肢骨折，以前医生们通常是先用手法整复，若整复困难或失败，才进一步考虑手术。可临床上经常会遇到一些患者，一旦手法整复效果不理想，轻则抱怨，重则将医院和医生诉诸法庭。为了尽可能地避免医疗纠纷，同时最大限度地满足患者不断提高的对医治效果的要求，医生们往往在遵循医疗原则的前提下，让患者自己在手法和手术之间做出选择。由于医疗环境的影响，平乐正骨手法的应用不可避免地受到了冲击。

四、平乐正骨的发展趋势

平乐正骨手法在临床应用方面虽然受到了"AO"技术的冲击和医疗环境的影响，但它不可能被手术所取代，因为在临床上它具有鲜明的诊疗特色和极高的应用价值，因而占据着独特的学术地位。虽然一时处于低谷，但用发展的眼光看，从骨伤科中西医结合的发展趋势上看，它仍然具有顽强的生命力。纵观平乐正骨所经历的 50 多年风雨历程，对平乐正骨手法的发展趋势，我们应当有正确的认识。

（一）检查手法不可盲目放弃

进入 21 世纪，人们的知识层次、文化水平普遍提高，遭遇跌打损伤都知道到医院拍个片子、做个 CT 来确诊有无骨折。在一些人眼里，CT、核磁这些高科技的诊断方法具有无与伦比的优势，谁还相信医生徒手检查的结果！

的确，迅速发展的影像技术使现代医学诊疗水平上了一个新台阶，过去不易确诊的疑难病可以确诊了，某些隐匿性疾患可以早期发现了，病人由此获得了及时正确的诊断和治疗。但目前不容忽视的另一个问题是：在一些地方，由于过分依赖影像学诊断而产生的影像依赖现象给临床带来了诸多问题。一些新鲜骨折例如舟骨骨折，若无移位，早期在 X 线片上不易看到明显的骨折线，若遇到缺乏诊察经验的医生，可能会按照一般的软组织损伤进行处理而导致不良后果。另外，影像设备的状态、操作人员的技术水平以及诊断者的专业素质等因素，都会直接或间接地影响诊断结果的正确性。对一种疾病的诊断，往往需要对病史、体格检查、辅助检查等结果进行综合的分析判断，方能得出正确的结论。如果过分依赖影像学辅助检查，就会使诊断失之偏颇，甚至造成漏诊和误诊。因此，作为骨伤科体格检查的重要组成部分，平乐正骨的检查手法在疾病诊断方面拥有不可替代的地位。

（二）治筋手法前景广阔

治筋手法是在平乐正骨第 5 代传人高云峰的研药法、理筋法、通经活络法等手法的基础上发展起来的。20 世纪 80 年代以前，主要用于骨折后期关节功能障碍的辅助治疗。医院仅在门诊设一间按摩室。但随着社会的发展、人们生活习惯的改变以及老龄人口的逐年增加，患颈肩腰腿痛等软伤疾患的病人逐年增加。平乐正骨的治筋手法迎来了越来越广阔的发展前景。面对越来越多的软伤病人，为了方便诊治，洛阳正骨医院于 1991 年将骨六科更名为筋伤骨病科，集中收治软伤病人。1994 年该科更名为软组织损伤科，2000 年再次更名为颈肩腰腿痛科。随着病人的逐年增加，2006 年以后又先后成立了包括颈肩腰腿痛一科、二科、三科、四科和康复科在内的颈腰痛治疗中心。该中心聚集了一批精明强干、技术过硬的中青年专家，他们在坚持运用平乐正骨治筋手法的同时，还根据疾病的不同特点巧妙地运用整复骨折脱位的"八法十二则"。例如用于治疗腰椎间盘突出的牵弹三步法就是从"牵拉"法中衍化而来，又与牵引相结合的有效方法。此外，他们在临床实践中还创新了一些治筋手法并引进了一些其他学派的经典手法，最终形成了一套独具特色且行之有效的规范化治疗措施，如展筋丹揉药法、松筋拔筋法、优值牵引法等。目前该中心住院床位扩大到 200 余张，仍然满足不了患者需求。

（三）整复手法应进一步丰富发展

随着医学实践的不断发展和医学理念的进步，曾于 20 世纪 80 年代风靡我国的"AO"技术，于 90 年代转向了"BO"（biological osteosynthesis，生物学接骨术），本世纪初又开始向传统的治疗方法"CO"（Chinese osteosynthesis，中国接骨术）转变。平乐正骨的整复手法历史悠久，疗效确切，患者信任。建院半个多世纪以来，对于常见的骨折脱位类型，洛阳正骨医院已经形成了包括手法整复在内的规范化的治疗体系。手法整复对已经损伤的软组织再损伤小，骨折愈合早，患者恢复快，符合现代医学的发展趋势。相信随着社会的进步和医学的发展，平乐正骨的整复手法将会得到进一步的丰富和完善。

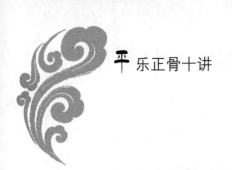

第三讲　正骨手法集萃

平乐正骨继承了手法外治的少林派和以薛己为首的主张八纲辨证、药物内服为主的一派的学术观点，形成了独特的平乐正骨的学术思想，共有八法十二则。

一、以切摸为纲的检查八法

1. 触摸法　查脉象、感觉、温度；

2. 按压法　查肿胀、软硬、疼痛；

3. 对挤法　查关节、骨盆、胸廓；

4. 推顶法　查有无骨折及骨折对位后稳定与否；

5. 屈伸法　查关节活动范围、阻力大小、疼痛程度；

6. 旋扭法　查四肢骨与关节有无损伤或病变；

7. 叩击法　查肢体疼痛或麻木的范围以定损伤性质；

8. 二辅法　双手并列向相反方向用力，查骨与关节的异常活动和长骨骨折复位后的愈合情况。

二、以拔伸为纲归纳出的整复骨折脱位八法

即拔伸牵引法、推挤提按法、折顶对位法、嵌入缓解法、回

旋拨茬法、摇摆推顶法、倒程逆施法、旋撬复位法，此八法包含十二则。扼要解析于下：

1. 拔伸牵引法　含拔伸、牵引二则。"拔伸"最早见于唐·蔺道人著《仙授理伤续断秘方》"……拔伸、僚压、用力收入骨"，距今已千余年；"牵引"最早见于危亦林《世医得效方》用于治疗胸腰段屈曲型压缩性骨折：方法是病人俯卧位，双踝系绳通过支架装置悬吊牵引，使脊柱后凸畸形消失。由此可见拔伸常用于一次性整复，需时短；牵引多用于慢性复位，需时长。筋骨受伤，一般均发生瘀血壅滞，筋肉挛缩，故在治伤中首先要拔伸筋骨，使其舒展，易于复位，气血活通，肿消痛减。拔伸一般都是用人牵拉或辅以器具，以增加拔伸力，总的来讲，应遵循以下原则：凡拔伸时应先轻后重，筋伤的新伤症、疼痛症要求患者顺从配合，旧伤症、麻痹症要求患者对抗配合，整复骨折或脱位拔伸时，先顺势向远端牵拉，使其慢慢恢复常态，或牵至治疗需要的位置。牵拉时必须有反牵拉对抗，并嘱患者放松筋肉以配合，牵拉力逐渐增加，直到达到治疗的需要，切忌猛牵猛拉。

2. 推挤提按法　应包含四则推、挤、提、按。具体如下：推：为单向用力；挤：分单向挤和对向挤；提：使下陷复起；按：使高凸复平。根据不同类型的骨折脱位，或单一应用或联合应用。此四则连同拔伸、牵引这六则手法是整复骨折脱位最基本的手法，可以称为母手法，后世各门派的手法绝招可以说多是由此六则衍生而来。平乐正骨亦不例外，其八法的后六法为一法一则，只适用于某些特殊类型的骨折脱位。

3. 折顶对位法 长管状骨的横断骨折重叠严重，或近关节处横断骨折不易拽开者用此手法。一般在筋肉松弛下，将两折端向同一方向折顶使两折端在成角情况下接触，然后进行反折使其复常即复位。

4. 嵌入缓解法 少数骨折两端中间可嵌夹筋肉，或近关节骨折将骨片嵌入关节缝内，也有关节脱位中嵌入筋肉者，用拔伸牵引法是不能解脱的。本法是在患肢筋肉松弛下，先扩大畸形，使两折端分离，再将嵌入的筋肉顺势向相反方向推拉即可缓解。缓解骨片嵌入关节缝的方法是利用关节伸屈及远端肢体的旋转，以导致关节间隙改变及部分筋肉紧张而将其拉出。缓解脱位嵌入筋肉的方法是持远端环绕近端左旋或右旋即可解脱，或扩大畸形向一个方向牵拉，同时推脱出的关节头滑动，即可将纽扣状嵌夹解脱出而复位。

5. 回旋拨茬法 当骨茬背向不能用拔伸牵拉复位时，应在筋肉松弛情况下，以近折端为中心，将远折端环绕近折端回旋背向茬即能矫正。

6. 摇摆椎顶法 用于四肢长骨横断骨折；摇摆使骨折端对位；推顶是试验复位与否。这是五代传人高云峰常用的手法。

7. 倒程逆施法 即原路返回法，此法多用于脱位整复，根据脱位发生的。

8. 旋撬复位法 本法多用于脱位，即固定近端，牵拉端提远端，利用解剖特点（筋肉拉力、关节囊或韧带、关节盂缘等），借杠杆力量，使远侧端滑向近侧端，直至复位。

三、正骨手法应遵循的原则

1. 复位越早越好　如能在严重肿胀以前进行整复，不仅复位容易，而且创伤后的反应性肿胀对已复位的骨折还能起到稳定作用，若严重肿胀（局部发硬、起水疱）已出现，就采取相应措施，内服活血祛瘀、通经消肿中药并抬高患肢，待肿胀缓解后再行复位。

2. 强调无创整复　整复尽可能在无损伤或尽量少损伤下进行，首先鼓励患者配合，同时根据不同情况使用止痛麻醉方法。

3. 尽可能良好复位　骨折对位越好，局部固定稳定，加上有利骨折愈合的功能活动，骨折愈合也越快。但应避免单纯追求解剖复位和骨折端的绝对稳定而进行多次的揉捏整复造成骨折延迟愈合和不愈合。

毛天东老师指出病有定式，法无定规。因此以上三套手法临床应用各有侧重，但也经常相互配合。就骨伤科而言，同一类型损伤治疗方法并非一种，灵活运用才是成功的关键。

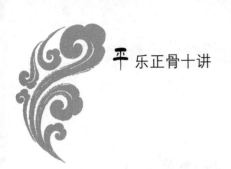

第四讲　寰枢椎半脱位绝技

寰枢关节错缝是骨伤科临床的常见病与多发病，临床医生对该病常出现漏诊、误诊等情况，并且手法治疗该病风险较高。毛书歌教授从事非手术疗法治疗颈腰痛的临床研究工作近 40 年，尤其在治疗寰枢关节错缝方面造诣颇深。他强调安全第一，运用不同的安全有效正骨手法，最大限度地解除病人的痛苦；其次遵循正骨先治筋，筋柔骨易正的原则，达到筋骨平衡；再次通过上病下治，恢复脊柱生物力线，为远期效果打下基础；以社会医学模式，积极与患者沟通，让病人以乐观而正确的态度面对疾病，最终使患者达到身心健康。

毛书歌教授根据寰枢关节的生物力学特点，采用先牵引、中药熏洗以松弛周围软组织，再行端提旋转法松解寰枕筋膜，提拉折顶法纠正颈曲，最后以抱提推顶法复位寰枢关节的方法治疗寰枢关节错缝，有效地提高了手法复位的效果，该手法具有轻、巧、稳、准的特点，已治愈数百例患者。

一、复位前的治疗准备

按照先治筋后正骨的顺序，复位前的牵引、熏蒸及药物治疗不仅能够减轻手法复位时的难度及复位时患者的痛苦，并且对于远期维持关节的稳定打下了基础。

（一）优值牵引

使用可调式床头牵引架，用枕颌带进行前屈在 10°以内牵引，牵引重量为体重的 1/10，牵引时间 40 分钟，每日 2 次。

（二）中药熏蒸

采用智能中药熏洗治疗床（河南省洛阳正骨医院制造）行中药熏蒸，加入软伤外洗药，加热，温度以患者能耐受为度。颈部悬空于熏洗孔上方，枕骨髁部垫一后约 1cm 薄枕，肩背部以一次性中单垫衬。患者每日治疗 2 次，间隔 4 小时以上，每次 30 分钟。

（三）药物治疗

牵引加熏蒸治疗 10～12 天后，针对寰枕筋膜炎患者可配合美索巴莫胶囊口服治疗；针对头晕、恶心的患者，可配合颈晕灵汤口服或用天麻素注射液治疗。

复位前的治疗，旨在缓解寰枕部肌肉痉挛、粘连，使局部血液循环得到恢复，肌肉、神经的缺血、缺氧状态得到改善，然后通过安全有效的正骨手法恢复错位的寰枢关节及颈椎的生理曲度。

二、手法复位

"牵复三步法治疗寰枢关节半脱位"在国内、国际骨伤科交流大会上宣读交流，受到同行的认可，在国内具有领先地位，成为省级科研项目，并获得河南省科技成果一等奖。"提旋三步法"和"牵拉三步法"治疗颈椎病也独具特色。具体论述如下：

（一）强调安全性

寰枢关节是脊柱活动范围最大的部位，也是脊柱稳定性最差的部位。其特殊结构不仅保护了局部的脊髓免受外力的损伤，也保护入颅段的椎动脉。如果一旦发生错位可以刺激周围的血管，如椎动脉引起椎–基底动脉供血不足，出现头痛、头晕等症状。所以在手法复位的过程中，一定要注重安全性。

（二）牵复三步法

牵复三步法是指端提旋转、提拉推顶、抱提推顶三种方法。适用于治疗寰枢关节错缝。寰枢关节错缝是指由外力或睡姿不正等原因引起的寰枢关节正常位置发生改变，并刺激关节周围的神经、血管等重要组织，出现头晕、头痛、恶心、呕吐、猝倒的症状，是临床的一种常见疾病。寰枢关节离错是一种暂时的损伤，经过一段休息治疗，随着肌肉功能的恢复，关节也有自行复位的，但时间较长，约1~3周，也有少数不能恢复者。若伤后经手法复位治疗，可立即恢复功能。具体手法操作如下：

第一步：端提旋转

患者坐低凳，头后伸约 15°，术者立其后方，双手托病人下颌，上胸部抵紧患者后枕部，向上提牵约 1 分钟，再左右旋转 35°各 3 次，多可闻及弹响。

第二步：提拉推顶

接前式，患者头前屈 15°，术者立其后方，一肘窝托病人下颌，手扶健侧头部，同时一侧上胸部抵紧患侧头部，向上提牵约 1 分钟，再一侧旋转约 35°，另手拇指向鼻尖方向推顶 C3 棘突，指下有轻微错动感时，手指勿离开，将头转为中立位后，背伸颈部。

第三步：抱提推顶

接上式，保持头背伸，并轻轻向上提拉，再一侧旋转约 35°，另手拇指推偏歪的枢椎棘突或高突的寰椎侧块向健侧，指下有错动感，触诊错缝纠正即可。

上述整脊治疗后患者需坚持卧床制动背伸持续牵引（重量 2kg）24 小时，24 小时后患者佩戴颈围下床适度活动。2 周后去颈围行颈项部功能锻炼。

（三）手法特色

1. 定位准　首先观察患者是否出现患侧肌肉略显高突、头部向患侧偏斜、头部向健侧旋转及前屈受限，以及询问患者是否有心悸、头晕、恶心、偏头痛、视力模糊等相关病史；其次通过触摸确定是否有枢椎棘突的偏移、寰椎侧块的压痛、脊柱冠状面出现 S 形改变；再次根据 X 线片（常规情况下拍摄张口位与侧位，对于体位变换症状加重者，必要时加照斜位、过伸、过屈位片，以更好地观察寰齿前间隙，以判断是否合并前后脱位）。通过上述三步可基本确定病人是否患有寰枢关节错缝，并确定病变椎体及椎体在三维空间错位的情况。

2. 手法巧　在手法的运用上以肘抱头提拉为主，头仰略旋为辅，根据关节面的倾角方向及颈曲的生物力线，配合以轻、巧、稳、准的推顶手法。该类手法较传统旋转扳法减少了旋转的角度与力度，从而减轻了对神经血管的刺激与患者恐惧、紧张的心理；充分的提拉不仅可以使痉挛粘连的软组织得到改善，而且使病变椎体的关节处于松弛失稳的状态，所以减轻了椎体位移的难度与推顶手法的力度。

3. 患者痛苦少　在手法复位时积极和患者沟通，取得患者的信任并分散其注意力，使患者肌肉放松，消除与施术者的对抗力，然后在患者不经意间将关节复位，且尽量一次性复位成功。

三、医患合作

在临床工作中，需重视医患合作。寰枢关节错缝常会引起患者偏头痛、出汗、心烦急躁，时间久者还会出现焦虑症。面对这样的患者，应该通过患者最能够接受及明白的方式给患者讲解病情，并尽量取得患者对医生的信任，使患者能够以乐观、正确的态度接受该病并且积极地配合治疗。治疗过程中应充分了解患者病情的治疗效果及对治疗的耐受性，根据患者的生理、心理予以最佳的治疗方案。待患者出院后鼓励患者后期的自主功能锻炼。通过医患合作，使患者理解使用这些医疗技术的人文意义，感受到医生给予的尊重、关怀照顾及获得战胜疾病的信心。

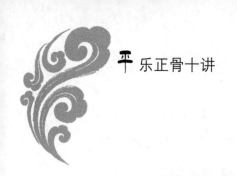

第五讲　颈椎病特色疗法

一、颈椎病概述

颈椎病又称颈椎综合征，是颈椎骨关节炎、增生性颈椎炎、颈神经根综合征、颈椎间盘脱出症的总称，是一种以退行性病理改变为基础的疾患。主要由于颈椎长期劳损、骨质增生，或椎间盘脱出、韧带增厚，致使颈椎脊髓、神经根或椎动脉受压，出现一系列功能障碍的临床综合征。表现为颈椎间盘退变本身及其继发性的一系列病理改变，如椎节失稳、松动，髓核突出或脱出，骨刺形成，韧带肥厚和继发的椎管狭窄等，刺激或压迫了邻近的神经根、脊髓、椎动脉及颈部交感神经等组织，引起一系列症状和体征。颈椎病的临床症状较为复杂，主要有颈背疼痛、上肢无力、手指发麻、下肢乏力、行走困难、头晕、恶心、呕吐，甚至视物模糊、心动过速及吞咽困难等。颈椎病的临床症状与病变部位、组织受累程度及个体差异有一定关系。

针对不同类型的颈椎病，临床上的治疗有手术治疗和非手术治疗，其中后者大体上可分为药物治疗、运动疗法、牵引治疗、手法按摩推拿疗法、理疗等。在这之中，由手法按摩推拿疗法进一步演变而来的手法正骨整复治疗在改善颈椎生理曲度，松解软组织痉挛，缓解临床症状上有较好的效果，治疗上筋骨并重，同时配合治疗颈椎病的特色牵引以及中药方剂，能有效降低远期复发率，深受临床医师和病患的好评。

二、神经根型颈椎病

神经根型颈椎病是由于颈椎间盘和周围结构逐渐发生退行性变、骨质增生，或颈椎生理曲线改变后刺激或压迫颈神经引起的一组综合症状。由于神经根受压而导致的疼痛往往是临床上患者的主要痛苦。

项痹舒汤、侧斜角牵引以及牵拉三步法是毛书歌教授治疗神经根型颈椎病的独到之处，现具体介绍如下。

（一）项痹舒汤

中医学认为神经根型颈椎病属于"痹证"范畴，《素问·痹论》中指出"风、寒、湿三气杂至合而为痹"。该病多因气血不足，营卫失调，筋脉失养，风寒湿邪乘虚而入，凝聚于颈肩部，闭阻经络，"不通则痛"所致，故当用通阳散寒法为主治疗。项痹舒汤是在《金匮要略》中黄芪桂枝五物汤的基础上加减化裁而成。药用黄芪30g，赤芍20g，桂枝9g，葛根20g，泽泻20g，天麻20g。方中黄芪为君，甘温益气，补在表之卫气。桂枝为臣，散风寒而温经通痹，与黄芪配伍，益气温阳，和血通经。桂枝得黄芪益气而振奋卫阳；黄芪得桂枝，固表而不致留邪。泽泻利水、渗湿，以助桂枝通阳之力。原方白芍换为赤芍以增强活血化瘀之力，并寓"治风先治血，血行风自灭"之意。天麻"主诸风湿痹，四肢拘挛，利腰膝，强筋骨"，故用天麻以祛风除湿，三药共为佐药。葛根疏通太阳经经气，祛风湿，且能引药上行于头面，为佐使药。诸药合用，共奏通阳散寒、祛风除湿之功。

（二）侧斜角牵引

颈椎正常结构平衡功能的丧失是产生颈椎病的重要原因。侧斜角牵引的机制较好地利用了颈椎生物力学，能够较好地缓解患侧颈部肌肉的痉挛，并能够较大程度地增大椎间孔，扩大椎间隙以减轻单侧发病患者的根性疼痛症状。具体方法如下：采用枕颌带卧位牵引，使用单体多功能牵引架（洛阳正骨医院制造），先使患者前屈10°~25°，然后让患者自主向健侧侧弯15°~30°，牵引重量从体重1/10开始，如无不良反应可逐渐加至体重1/7，每次牵引30分钟，牵引过后嘱患者卧床休息10~20分钟，每日2次，两次牵引间隔4~6小时。治疗15天即一个疗程。

（三）牵拉三步法

牵拉三步法是指牵复、提旋、推顶三种方法。适用于神经根型颈椎病颈椎生理曲度变小、变直或反弓者。颈曲是脊柱最上端的生理弯曲，是维持颈椎生理功能的基础。当颈椎受到劳损、急慢性损伤、炎症等因素作用时，维持正常颈曲的内、外源性稳定因素之间的平衡失调，则使颈曲稳定性受到破坏，可表现为曲度变直、消失、后凸，因此在各型颈椎病中颈曲改变为最常见的 X 线表现。颈椎曲度的异常改变形式呈多样性和复杂性，是一个阶段性的、复杂的、紊乱的过程，遵循"退变 – 代偿 – 退变"的机制，且颈椎曲度异常所带来的头痛、头晕等临床症状影响患者的生活质量，因此对颈椎曲的异常进行早期纠正有重要的意义。下面具体介绍牵拉三步法的操作步骤。

第一步：牵提旋转

患者坐 10～20cm 高的凳子上，头后伸约 15°，术者立其后方，双手托病人下颌，上胸部抵紧患者后枕部，向上提牵约 1 分钟，再左右旋转 35°各三次，多可闻及弹响及棘突滑动。

第二步：虎口推棘

医者左手托患者下颌，将头颈向后上方背伸，右手按颈部肌肉，虎口对准颈椎棘突，先用拇、食、中三指拿捏颈部肌肉，然后右手向前推压颈椎棘突（侧位 X 线片上椎体后缘连线向后中断或是相邻椎体有台阶样形成），同时左手配合向后上闪动，双手动作一定要协调，反复 3～5 次。

第三步：推按横突

医者左手托患者下颌，将头颈向前上方 30°牵拉，以一手拇指固定在相应椎体的横突上，垂直横突水平方向徐徐用力按压，可听到颈部的弹响声及手指下的横突弹跳或滑动即表明操作成功，椎体发生位移。

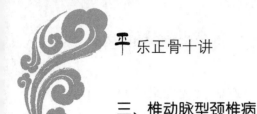

三、椎动脉型颈椎病

椎动脉型颈椎病又称为眩晕型颈椎病。临床以眩晕、头痛、猝倒、恶心、呕吐等症状为主。其发病率仅次于神经根型颈椎病。现代医学是指各种机械性与动力性因素致使椎动脉受刺激或压迫，以致血管狭窄、折屈而造成以椎－基底动脉供血不足为主要症状的综合征。治疗上除极少数需手术治疗之外，多主张非手术治疗。中医药在治疗椎动脉型颈椎病方面积累了丰富的经验，尤其是在改善临床症状方面具有良好的临床疗效。

颈眩灵汤和提旋推顶法是毛书歌教授在临床上治疗椎动脉型颈椎病的独到之处。

（一）颈眩灵汤

眩晕病机虽颇复杂，但归纳起来，不外"风、火、痰、虚、瘀"几个方面，痰瘀互结是目前该病发作的主要证型。颈眩灵汤是在《医学心悟》半夏白术天麻汤基础上加减变化而成。方药组成：半夏9g，白术12g，天麻9g，茯苓9g，桃仁12g，红花9g，川芎9g，丹参12g，姜黄6g，葛根12g，甘草6g。方中半夏味辛性温，燥湿化痰，降逆止呕，意在治痰。《素问·至真要大论》云："诸风掉眩，皆属于肝"，肝风引动痰浊上扰清窍，则眩晕更易发作。天麻性味甘平，入厥阴肝经，既能平肝息风，又可祛风通络止痛，旨在治风。两者合用，为治风痰眩晕头痛之要药，共为君药。桃仁、红花活血祛瘀，同时寓治风先治血、血行风自灭之意，共为臣药。白术、茯苓健脾祛湿，治生痰之源以助半夏、天麻；川芎、丹参、姜黄助桃仁、红花祛瘀生新，共为佐药。甘草调和诸药，为使药；葛根引药上行于头面，亦为使药。诸药合用，风痰同治，气血同理，共奏化痰止呕、息风通络、祛瘀止痛之效，使痰得以消，风得以息，脉得以通，则诸症自除。

（二）提旋三步法

提旋三步法是指端坐角度牵引法、极限旋转法、托枕提拉法三种方法。《医宗金鉴·正骨心法要旨·旋台骨》中记载道："旋台骨，又名玉枕骨，即头后颈骨三节也，一名天柱骨。此骨被伤，共分四证：一曰从高处坠下，颈至骨插入腔内，而左右尚活动者，用提项法治之；一曰打伤，头低不起，用端法治之。"提旋三步法则是从提项法及端法演变而来，临床应用时应与舒筋手法配合。此法对椎动脉型颈椎病效果最明显，也可适用于由颈椎失稳、增生、血管扭曲痉挛等原因导致的椎-基底动脉供血不足而产生的一系列症候群，即椎-基动脉缺血综合征。提旋三步法具体操作步骤如下：

第一步：端坐角度牵引法

患者反坐于靠背椅上，双手扶住椅背。牵引力线以头颈前屈15°~25°为宜，牵引力量为4~8kg，2次/日，30分钟/次。1周后渐改至中立位，2~3次/日，40分钟/次。牵引后戴颈围以稳定颈部。

第二步：托枕提拉法

术者先在颈部两侧施用擦、揉、拿、压、弹、拨等手法，松解局部软组织约 30 分钟后，术者左手托住患者下颌，右手托住枕骨下部缓缓上提头颈，持续 3 分钟左右，慢慢放松。如此 5 次后将患者头部前倾 30°，术者一手托拉患者下颌，一手推其后枕部，使枕部肌肉处于最紧张状态，而后双手迅速而轻巧地旋转提拉，此时多可听到"咯噔"声，患者即刻有轻松感，术者再用手指按摩患者头部 2 分钟，顺推脊背三阳经 3 次。

第三步：极限旋转法

术者先在患者肩部及寰枕筋膜处，以理筋手法为主进行松解，然后令患者坐于方凳上，术者于其背后，双手指托患者两侧下颌角，双手掌根托其枕骨两侧。助手按住患者大腿及双肩，以进行稳定性对抗。嘱患者放松颈肩部，术者双手徐徐用力，将患者头部向头顶方向尽力上提，在保持牵引力不变的情况下向一侧旋转，感觉有阻力时，即达到极限，此时不能再旋，而将患者头部前倾 5°~10°，稍停片刻后再旋 5°~10°，听到"咯噔"声或手下有滑动感，表明手法复位成功。

另外，在治疗神经根型颈椎病的过程中，功能锻炼能够帮助维持远期疗效。正如《素问·四气调神大论》中所记载："圣人不治已病治未病，不治已乱治未乱。"毛教授认为后期的功能锻炼相当重要，通过功能锻炼可增强颈部肌肉力量，辅助恢复脊柱的力学平衡，对于预防疾病复发起着重要作用。具体锻炼方法如下：①拔伸锻炼：颈部拔伸每次坚持 5～10 秒，30 次为 1 组，日行锻炼 2 组；②回首望月、左顾右盼：各个锻炼每次坚持 3～5 秒，30 次为 1 组，日行锻炼 2 组；③项臂争力：每次坚持 3～5 秒，30 次为 1 组，日行锻炼 2 组。功能锻炼要注意量力而行，循序渐进。

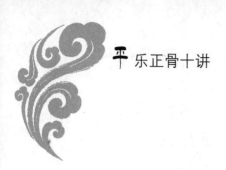

第六讲　治腰手法绝技

一、腰椎间盘突出症概述

腰椎间盘突出症主要是因为腰椎间盘各部分（髓核、纤维环及软骨板），尤其是髓核，有不同程度的退行性改变后，在外力因素的作用下，椎间盘的纤维环破裂，髓核组织从破裂之处突出（或脱出）于后方或椎管内，导致相邻脊神经根遭受刺激或压迫，从而产生腰部疼痛，一侧下肢或双下肢麻木、疼痛等一系列临床症状。腰椎间盘突出症以腰 4－5 和腰 5、骶 1 发病率最高，约占 95％。临床一般分为：膨隆型、突出型、脱垂游离型。其临床症状多有腰痛、下肢放射痛、马尾神经症状（主要表现为大、小便障碍，会阴和肛周感觉异常）。体征可见腰椎侧凸、腰部活动受限，局部压痛、叩痛及直腿抬高试验及加强试验阳性、股神经牵拉试验阳性、受累脊神经根支配区感觉异常、肌力下降、反射改变。治疗方法上分为非手术疗法、经皮髓核切吸术/髓核激光气化术、手术治疗。其中在非手术治疗腰椎间盘突出症方面，手法复位治疗因其疗效确切、无创、费用相对较低等优势在临床中深受患者青睐。国内对于腰椎间盘突出手法复位，传统方法是患者平卧先予松筋、分筋、理筋、点穴，然后采用坐位腰椎定点旋转复位法、斜扳法或拉压法。毛书歌主任中医师数十年临床经验的结晶"三维屈曲加平拉背压法适用于旁中央型腰椎间盘突出症""等体重牵引下弹压手法治疗中央型腰椎间盘突出症"临床疗效较好，均在国内外专业学术会议上交流时，获得同行赞许。其中"三维屈曲加平拉背压法适用于旁中央型腰椎间盘突出症"获得河南省中医管理局科技成果一等奖。十余年来我们一直采用三维屈旋复位法为主的综合疗法治疗该型病人，大多数效果明显。近年来毛书歌教授采用平拉背压法治疗也能使突出物离开神经，达到一定效果。

二、三维屈曲加平拉背压法

三维屈曲加平拉背压法是毛书歌主任中医师在临床中总结的适用于旁中央型腰椎间盘突出症治疗的技术体系。其具体方法如下：

第一步：患者取俯卧位，用骨盆牵引带牵引，牵引重量为体重的10%～30%，每次牵引30～50分钟，每日2次，尾部牵引仰角30°，误差±5°，每次牵引解除后要求患者卧床30分钟后再下地。牵引12±5日后，患者腰部骶棘肌紧张基本松弛，入院时神经症状有所缓解后可进行后续治疗。

第二步：患者俯卧于三维旋转治疗床（济南华飞产业有限责任公司生产），用胸部固定带、臀部固定带固定患者于三维治疗床上。根据患者的身高、体重、性别、年龄、发病部位、突出块与神经根及硬膜囊的位置关系等确定牵引距离（一般 50 ~ 65mm）、成角度数、旋转方向、旋转度数，将数据指令输入计算机。启动治疗床，医者将手拇指置于患者腰部病变侧间隙，助手踩动脚踏开关，仪器自动按照指令完成瞬间牵引与角度旋转治疗。

第三步：平拉背压法。患者俯卧于牵引床上，胸部及髋部常规缚上牵引带后，其下方各垫一 10cm 高的软枕，使病变间隙之腹部悬空，起始牵引重量为超出体重的 1/10，持续牵引 10 ~ 15 分钟后，牵引力量下降至体重的 1/2，开始实施背压手法。医者立于患者的患侧，一手掌根按压于相应病变节段棘突间隙，另一手虎口叠加于腕背部，双肘伸直，向下垂直连续弹压，压力为 300 ~ 500N，频率为 120 次/分，病人如无不良反应，连续弹压（此期间换人操作时可以暂时停顿）约 10 分钟即停止手法，去除牵引带。

第四步：扳法。患者健侧卧位，健肢伸直，患肢屈曲。术者面对患者，一手肘向后，另一手肘压臀并用拇指压住病变间隙上位棘突，双手交错用力，调整力线，当力线传导至拇指下并有阻抗感时突然发力，闻及"咯噔"弹响声同时拇指下有关节松动感时即告复位。

第五步：后续治疗。上述治疗结束后患者绝对卧床 3 天，直线翻身，平卧时腰下加自制腰垫，高度不低于 2cm，以维持腰曲。并应用 20% 甘露醇 250ml 静滴，每日 1 次，连用 3 天。

三、等体重牵引下弹压手法

毛书歌教授根据腰椎生物力学原理，等体重牵开腰椎同时弹压病变椎间隙可以使中央突出块前移，远离脊神经，治疗该病效果理想。现介绍具体方法如下：

第一步：牵引。患者取俯卧位用骨盆牵引带牵引，牵引重量为体重的10%～30%，每次时间30～50分钟，每日2次，尾部牵引仰角30°，误差±5°，每次牵引解除后要求患者卧床30分钟后再下地。如上所述牵引（12±5）天后，患者腰部紧张的骶棘肌基本松弛，入院时神经症状有所缓解后可进行后续治疗。

第二步：患者俯卧于牵引床上，胸部及髋部常规缚上牵引带后各垫一高10cm的软枕，使病变间隙之腹部悬空。在上海产JZC-Ⅱ型电脑力度显示牵引床上实施等体重牵引，起始牵引重量等体重，持续牵引10～15分钟。

第三步：弹压手法。术者站立于患侧，一手掌根按压于相应病变节段棘突间隙，另一手虎口叠加于腕背部，双肘伸直，向腹部垂直连续弹压，压力为300～500N，频率为120次/分，患者如无不良反应，连续弹压约10分钟即停止手法，去除牵引带。

第四步：扳法。患者健侧卧位，健肢伸直，患肢屈曲。术者面对患者，一手肘向后，另一手肘压臀并用拇指压住病变间隙上位棘突，双手交错用力，调整力线，当力线传导至拇指下并有阻抗感时突然发力，闻及"咯噔"弹响声同时拇指下有关节松动感时即告复位。

第五步：后期治疗。术毕患者绝对卧床 3 天，直线翻身，平卧时腰下加自制腰垫，高度不低于 2cm，以维持腰曲。并应用 20% 甘露醇 250ml 静脉滴注，每日 1 次，连用 3 天。

毛教授认为腰部疾病治疗后期的功能锻炼相当重要，通过功能锻炼可增强腰背肌力量，恢复脊柱的力学平衡，纠正腰椎畸形，对于预防疾病复发起着重要作用。其主要方法：①飞燕点水：患者俯卧于硬板床上，头、双上肢、双下肢后伸，腰底部肌肉收缩，腹部接触床的面积尽量小，呈飞燕状，保持 10 秒。②倒走：该法尤为适用于中老年人，但要注意选取路面平坦的场地，以免发生意外。倒走时需腰身挺直或略后仰，脊椎和腰背肌将承受比平时更大的重力，使向前行走时得不到充分活动的脊椎、背肌和膝关节周围的肌肉、韧带都得到锻炼。③吊单杠：有条件的青壮年患者可以单杠悬吊的形式做引体向上运动，增强腰背肌和脊柱稳定性。以上锻炼应循序渐进，量力而行，持之以恒。

另外，毛教授还尤为重视患者日常生活中的预防调护，嘱咐患者：①避免弯腰取物，从地上搬起物品时应采用上身直立、屈膝、下蹲的姿势提取。禁忌腰椎旋转时弯腰。②腰围连续使用不可超过 3 个月，以免使腰部肌肉发生失用性萎缩。③尽可能避免久坐、跑、跳，避免睡软床。

四、三步五法正脊手法

青少年特发性脊柱侧弯（idiopathic scoliosis，AIS）是脊柱侧弯中最为常见的一种类型，占特发性脊柱侧弯的80%左右，人群发病率约1.5%~3%。

近年来，相关调查显示，我国青少年脊柱侧弯的发生率呈明显上升趋势。青少年时期，由于成长快而又极为活跃，最容易对脊椎造成损伤。由于青少年脊椎的柔韧性相当高，这种损伤极具有隐蔽性。进入成年后，繁重的体力劳动或剧烈的、不适当的体育运动也是造成脊椎损伤、退化的重要因素。如果年幼时已有一定的损伤，一般在中年时期开始有较明显的症状。老年以后，症状会越来越明显。目前，国内外学者对AIS的诊治方案认识还不尽相同，家长对AIS也不够重视，贻误最佳治疗时机，对青少年的健康造成巨大损害。因此，及早发现和诊治AIS具有重大及长远的意义。AIS的症状初期多以反复发生的腰背部疼痛常见，伴有不同程度的颈胸腰椎的侧凸畸形。

目前，对AIS的治疗也就有多种方法，总的可分为非手术治疗和手术治疗两大类。治疗目的在于：①矫正畸形；②获得稳定；③维持平衡；④尽可能减少融合范围。在非手术治疗方面，有矫形支具应用、手法复位、理疗、体操疗法、悬吊牵引、电刺激、支具疗法等。在手法上，美式整脊治疗注重的是对单个或多个椎体旋转、移位、半脱位的治疗，而少从脊柱整体上予以矫正。这样，不利于脊柱整体力线平衡的恢复，远期疗效不肯定。毛书歌主任医师一直重视青少年特发性脊柱侧弯的门诊筛查工作。三步五法正脊术治疗青少年特发性脊柱侧弯是毛书歌教授在临床中总结的治疗青少年特发性脊柱侧弯行之有效的系统方法。

现介绍具体方法如下：

第一步：理筋松解治疗

1. 牵引方法 采用卧位多功能牵引架牵引前屈位牵引，前屈 10°，牵引重量 1/10W（重量尾数不足 1kg 者，四舍五入），牵引时间 40 分钟，每日 2 次，连续（10±2）天。

2. 中药熏洗治疗 采用我院自制的智能中药熏洗治疗床为患者行中药熏洗治疗。

中药熏洗方：本科室协定软伤外洗方。具体操作：患者每次熏洗前，专业护士首先向中药熏洗床药槽中加入软伤外洗液 2 袋，然后打开电源，进行加热，当温控器显示温度为（58±2）℃，即扶持患者仰卧平躺于熏洗床上，取屈膝仰卧位，颈部悬空于熏洗孔上方，枕骨髁部垫一后约 1cm 薄枕，肩背部以一次性中单垫衬。患者每日上下午各治疗 1 次，时间（35±5）分钟。连续治疗（15±5）天为一疗程。注意事项：如起初熏洗自觉温度较高时，可将躯干稍微侧开，令热气从侧方溢出，待温度降至可耐受时再躺下行熏洗治疗；每次熏洗完毕均需用毛毯包裹颈项部从熏洗室返回病房，回病房需常规卧床休息（20±5）分钟。

第二步：正脊手法治疗

手法操作：患者行颈腰椎牵引、中药熏洗 3～5 天后行第一次手法复位，以后每间隔 3～5 天调整一次，间断调整 2～3 次为一个疗程。

1. 顶凸法 根据脊柱全长片显示的侧凸点，以一手拇指指腹抵住侧凸顶点，另一手绕颈部反向旋推，形成交叉剪力，以腰 3 椎体左侧凸为例：患者坐位，双手扶枕骨，术者坐其后方，右手拇指抵住左侧凸顶点，左手从患者左腋前绕于颈后，双手交叉用力，顺势旋转约 35°，指下有轻微错动感时，或听到弹响声，缓缓将脊柱恢复为中立位。

2. 端提法　患者坐低凳，头后伸约 15°，术者立其后方，双手托病人下颌，上胸部抵紧患者后枕部，向上提牵约 1 分钟，再左右旋转 35°各三次，多可闻及弹响。

3. 调颈法　患者坐位，术者立其侧后方，一手屈肘托住患者下颌部，提牵，另一手拇指顶住颈椎侧凸部推顶，双手同时用力，拇指下有轻微滑动感，也可听到关节弹响声，缓缓使头恢复中立位。

4. 还腰法　根据脊柱全长片显示的侧凸点，以一手拇指指腹抵住侧凸顶点，另一手绕颈部顺势旋推，以腰 3 椎体左侧凸为例：患者坐位，双手扶枕骨，术者坐其后方，左手拇指抵住左侧凸顶点，右手从患者左腋前绕于颈后，双手顺势用力，旋转约 35°，指下有轻微错动感时，或听到弹响声，缓缓将脊柱恢复为中立位。

5. 胸顶法　患者站立位，双脚与肩同宽，双手置于枕后，术者立其后方，丁字步站定，一腿向前，双手托其枕部，术者将一大小约 3cm×4cm×5cm 的棉垫置于胸椎侧凸处，以前胸抵住棉垫，令患者后仰并吸气，双手同时用力上提，听到弹响声，即结束动作。

第三步：功能锻炼

每次调整复位后及调整间歇期行"燕飞"功能锻炼，依据个体情况，每日 2 次，每次 10～20 个。功能锻炼，循序渐进，贵在坚持。

另外，毛教授还尤为重视患者日常生活中的预防调护，嘱咐患者：①避免久坐及长时间低头。②青少年避免睡质地过软的床。保持良好的生活及工作姿势，避免脊柱侧弯的复发。

第七讲　腰腿痛治疗特色

一、外伤性腰腿痛

外伤性腰腿痛，系指由于不同原因损伤所引起的腰部疼痛，包括现代医学的急性腰扭伤、椎间盘突出症、腰椎小关节滑膜嵌顿、腰椎压缩性骨折。腰部受外力作用如跌仆、坠堕、闪挫、负重等作用而造成腰部损伤，或伤筋或损骨，因脉络受损，血瘀气滞，腰痛骤作，疼痛剧烈，刺痛或胀痛，痛有定处，不敢俯卧转侧，动则痛甚，疼痛难忍并向一侧或双侧下肢放射至小腿或足底部。若治疗不及时或不彻底则日久痹阻，肝主筋，肾主骨，筋骨病久则渐伤及肝肾而呈肝肾两虚，风寒湿三气乘虚袭于经络肌肉关节之间而为患，症状时轻时重，反复发作，缠绵日久。

（一）辨证分型

根据其病因病机，毛天东医师将该病分为急性发作型、慢性迁延型两型。急性发作型：有明显腰部外伤史，腰部疼痛不能转侧，活动时疼痛加剧，局部压痛，伴有腰、臀部或下肢牵涉痛，甚者腹部肿胀，大小便不利，舌红或紫黯，苔薄黄，脉弦紧或涩。慢性迁延型：多见于有急性腰腿痛病史，遗留腰痛腿痛，腰背酸痛乏力，或下肢麻木，不能耐久，腰脊活动轻度受限或正常，时轻时重，反复发作，病程日久，症状发作或与劳累有关，或遇寒冷加重，有腰部固定痛者，也有腰背及双下肢交替痛，舌淡苔薄白，脉弦紧。

（二）中药内治

1. 急性发作型　治宜攻下散瘀，活血止痛。方用平乐正骨经验方大将逐瘀汤。药用大黄30g，槟榔15g，生姜30g。若局部瘀血肿痛严重者，原方加当归15g，丹参20g，乳香15g，没药15g；若合并腹胀，大小便不通者，原方加枳壳15g，厚朴12g，木通10g，车前子10g。若下肢牵掣疼痛严重者，原方加黄芪50g，地龙12g，木瓜15g，牛膝10g。方中重用大黄味苦气寒入血分，荡涤凝瘀败血，为方中君药；槟榔行气消积，与大黄相配则可使瘀血去，经络通，为方中臣药；为防大黄苦寒损伤脾胃，方用生姜佐制。局部瘀血肿痛，则加用活络效灵丹，方中当归补血活血，丹参活血祛瘀，乳香、没药行气活血，舒筋活络止痛。腹胀大小便不通者加用枳壳、厚朴通腑消积，散满除胀，木通、车前子通利小便。下肢掣痛严重者加用益气通经之黄芪、地龙、木瓜、牛膝。

2. 慢性迁延型　治宜益气温经，祛风通络，和营止痛。毛天东医师自拟益气通络汤。药用黄芪20g，独活10g，羌活10g，当归10g，白芍15g，鸡血藤12g，桑寄生15g，杜仲10g，牛膝

10g，威灵仙10g，细辛4g，制川乌6g，全蝎8g，木瓜12g，桂枝6g，甘草6g。方中黄芪性温、微苦，入脾、肺经，具有健脾益气、温中升阳功效。桂枝性温、味苦，入肝经，有温经通络、和营卫的功效。白芍性凉，甘平，入肝肾心经，有养血活血、柔肝养筋作用。羌活辛苦而温，功能散风寒而胜湿邪，入足少阴肾经走筋骨，以祛除在里之邪，专治邪犯筋脉之肢体疼痛，关节不利之痹痛。独活辛苦而温，祛风湿、止痹痛。细辛发散阴经风寒，搜剔筋骨风湿并止痛。杜仲味甘微辛而气温，入肝肾经，甘温补肝肾之阳，微辛和畅气血之滞，气血无滞则筋脉舒畅，肝肾阳复则筋骨自健。牛膝味苦兼甘，善下行，通而能补，乃补益肝肾、通利关节的要药。桑寄生味甘苦而气平偏温，入肝肾经，甘补肝血而荣筋脉，温补肾阳而胜风寒，味苦以燥湿邪，补肝肾、祛风湿。当归养血活血。威灵仙辛咸温，具辛散温通咸软之性，能祛风湿，通经络而止痹痛，专治肢体麻木，筋骨酸痛。鸡血藤甘苦而气温，功能补血活血，用以血虚筋脉失荣而致的腰膝酸软，肢体麻木。全蝎辛温，入足厥阴肝经，辛能散能行，通经络而祛肝风，经络通则肢体清宁。木瓜味酸温，入厥阴肝经，祛筋脉之湿而舒筋活络。川乌大辛大热，具纯阳之性，功专助阳气，能大补命门真火，逐除风寒湿邪。甘草性和而缓，能调和诸药，同时与白芍相伍益津化阴，以缓筋脉之急又能滋养气血。诸药合用共奏益气温经、祛风通络、和营止痛之功能。

（三）中药外治

平乐活血接骨止痛膏：适用于急性发作型，以痛甚处为中心，7 天更换 1 次。

平乐葱姜醋炒麸子热敷方：适用于慢性迁延型，药用大葱 120g、生姜 120g、小麦麸子 2000g、陈醋 250ml，将葱、姜切碎与麸子搅拌加醋炒热后，分装两布袋，交替热敷患处。每日 1～2 次。

（四）功能锻炼

功能锻炼在腰腿痛的防治中具有重要作用，毛天东医师认为在采用药物内外治疗的同时，应将功能锻炼贯穿于治疗的全过程。科学合理的功能锻炼既能活血化瘀，消肿止痛，舒筋利节，防止筋肉萎缩，又能巩固药物治疗的效果，增强腰背肌肉强度，筋为骨用，增加腰部的稳定性和灵活性，减少腰腿痛复发和新的损伤发生。对于急性发作型，毛天东医师主张功能锻炼应以卧床四肢功能锻炼为主，通过四肢的功能锻炼，可以增加全身的气血循环，同时由于损伤部位的相对静止，也为组织修复创造了条件。对于慢性迁延型，则主要让患者采取主动锻炼方式。动则使通，主动的功能锻炼能使气血充盈、濡养周身，经络调畅，肌肉韧带强健，提高抗病能力，重建腰部的稳定性，在临床上取得更快更巩固的效果。具体可根据患者的年龄、体质等因素，综合考虑，选择适当的锻炼方式。

外伤性腰腿痛是临床上的常见病，多发病，已成为亚健康人群的一个常见疾病，若治疗不当或不及时，其病程长缠绵不愈，直接影响工作及生活质量。毛天东医师在平乐正骨"整体辨证、筋骨并重、内外兼治"的原则指导下，针对外伤性腰腿痛的发病原因、病理变化，将本病分为急性发作型和慢性迁延型，针对各自病机采用不同的内服方药治疗。大将逐瘀汤是平乐正骨治疗急性腰腿痛的经验方，药简力专效宏，根据临床症状加味应用，每获良效。益气通络汤是毛天东医师从事骨伤科临床数十年治疗慢性腰腿痛的经验方，临床中适用于多种腰腿痛，特别对外伤性慢性迁延型腰腿痛效果显著。

药物外治，毛天东医师也根据病情的不同，辨证选用不同的治疗方药，对于急性发作外伤性腰腿痛，毛天东医师认为血瘀为局部主要病机，治以活血祛瘀，方用平乐活血接骨止痛膏。对于慢性迁延外伤性腰腿痛，毛天东医师认为外治法应以祛除风寒湿为主，方选平乐葱姜醋炒麸子热敷方。

毛天东医师认为内外药物治疗可以明显减轻或消除临床症状，同时功能锻炼在外伤性腰腿痛的治疗中也具有药物不可替代的作用，"正气存内，邪不可干；邪之所凑，其气必虚"。

功能锻炼，古称导引，是我国人民通过肢体运动防治疾病、增进健康的一种有效方法，数千年来一直为历代医家所应用。合理的伤肢关节活动与全身功能锻炼可改善血液与淋巴液循环，促进血肿、水肿的吸收和消散，使关节、筋络得到濡养，防止筋肉萎缩、关节僵硬、骨质疏松，有利于功能恢复。功能锻炼应遵循渐进、长期、科学、有序的原则，在疼痛的急性期切忌使用按摩和过量的自主锻炼。应以未损伤的肢体运动来加强全身血脉的流通，否则可使气血愈瘀愈凝，筋脉拘急而加重病情。

二、腰椎管狭窄症

腰椎管狭窄症是指因先天或后天因素，造成椎管结构异常，椎管腔变窄，出现以长期反复腰腿痛、间歇性跛行为主要特征的病证。常见于 50 岁以上的老年人。毛书歌教授根据临床经验创立了一套中药内服、熏洗、牵引、手法、功能锻炼等相结合的治疗体系，临床疗效满意。

（一）中药内服

脊柱疾患多与督脉相关，而腰椎管狭窄症主要是由肾气不足、真阴亏虚、劳损久伤，或者外感风寒湿邪，淤积不散所致督脉痹阻，经络失养，以虚实夹杂为主，"通督汤"以补肾益精，祛瘀通络。方用：全当归 12g，党参 20g，丹参 20g，赤芍 12g，泽兰 12g，杜仲 12g，川牛膝 12g，狗脊 15g，地龙 10g。方中杜仲味甘性温，补肝肾，强筋骨，为治疗肾虚之要药；狗脊味苦甘，性温，具有滋补肝肾、强腰健膝之功，二者共为君药。赤芍味苦，微寒，散瘀止痛；全当归取活血之功用；泽兰、丹参并用，祛瘀、活血，三药共用为臣。党参味平甘，补益肾气，地龙可疏通全身经络，二药共为佐药，可加强扶正祛邪之功。川牛膝为少阴、厥阴之药，既可协助君药补肝益肾，强筋壮骨，且能引诸药下行以达病所，故为使药。诸药合用，寒湿同治，瘀血可散，经络疏通，疾患可除。若伴下肢放射性疼痛者，可加天麻、桑寄生；若伴有腰部酸痛者，可加威灵仙；若不能久站、久坐者，可加千年健。

（二）中药熏洗

腰椎管狭窄症多由"寒""湿""瘀"所致，熏洗应多选用活血化瘀、祛风通络、温经利湿的药物，常用药物组成：络石藤30g，艾叶10g，白芷15g，海风藤30g，威灵仙20g，莪术20g，炒三棱20g，炒桃仁10g，鸡血藤30g，千年健20g，花椒10g，透骨草30g，伸筋草30g，红花10g，海桐皮20g。瘀重者，加丹参、赤芍等以增强活血祛瘀止痛之功；寒湿重者，加炮姜、小茴香等以增强温经散寒祛湿之力。熏洗温度控制为（56±2）℃，上、下午各1次，时间30分钟，2周为一疗程。

（三）腰椎牵引

仰卧屈胸屈髋屈膝位牵引法：一般选取体重的10%～20%，每次牵引30～40分钟，每日2次，连续牵引（12±3）天。需要注意的是，如果牵引时间过短，不能形成有效的粘性变形，从而影响椎管减压。

（四）功能锻炼

治疗后期的功能锻炼相当重要，对于预防疾病复发起着重要作用。且锻炼方法不在多而在精，贵在坚持。故可指导患者做一些简单、有效、易于掌握的方法，如滚床法：平卧于床上，屈髋屈膝，双手抱住膝部，使身体蜷曲呈半圆弧形，在外力或自身惯性的带动下，身体来回滚动，每次 15~20 下，每日 2~3 次；哈腰法：站立位，双下肢伸直，双足并拢，尽可能弯腰，胸部下压，双手相扣触摸踝关节，然后缓慢站起，周而复始，每次 15 下，日 3 次。腰椎间盘突出症患者不宜采用上述锻炼方法。

第八讲 治筋理伤精要

一、治筋原则

（一）筋伤治疗总则——"急则治其标，缓则治其本"

"标本"是中医学常用的术语，它是通过辨别疾病各方面的主次、轻重、缓急来决定治疗的原则。在标病甚急，可危及患者生命或影响对本病的治疗时，应先采取紧急措施，先治其标。筋伤常见原发性休克和失血性休克。对原发性休克行包扎固定等一般处理，多能很快恢复。对失血性休克进行补充血容量和止血，在积极输血补液的同时，先使用暂时止血措施，待休克初步纠正后，再进行根本性止血措施。从而保证生命体征的平稳。在病情缓和，暂无急、重病状时，针对疾病的本质进行治疗。慢性筋伤常因反复损伤或治疗不当，迁延日久，缠绵难愈，脏腑、气血虚弱，筋骨失养，风寒湿邪乘虚而入，致四肢拘挛，活动不能。在筋伤的后期主要以调理肝肾为主。由于急性筋伤可因失治、误治而成慢性，慢性筋伤也可由外力诱因而急性发作，临床上常可见病证实中夹虚，虚中夹实，虚实夹杂，变证多端。故治疗之法，应重视辨证,具体分析,"病无常形,治无常法,医无常方,药无常品",绝不能拘泥于一方一法。

(二) 筋骨并重

人体筋与骨是相互依赖、相互为用的。《灵枢·经脉》记有:"骨为干,脉为营,筋为刚,肉为墙。"肝主筋,肾主骨,故有"肝肾同源"之说。筋伤与骨伤可同时发生,也可单独发生,并能相互影响。例如,筋的损伤性痉挛可使骨关节处于交锁或错位,反之,骨关节错位也可改变筋的正常生理位置而使筋受损伤。日常所见的长期姿势不正确或用力不当,可致肌肉、韧带和筋膜损伤,如老年腰椎间盘退变缩小、椎间隙狭窄、韧带松弛、椎体失稳,轻微的外力可使椎间关节突关节产生移位而产生各种下腰痛症状。因此,临床治疗应注重"筋骨并重"的原则,弄清筋与骨关节间的病理变化,既要治疗筋的损伤,又要治疗骨关节的损伤,此即为"筋柔才骨正,骨正才筋柔"。平乐正骨十分强调治伤要筋骨并重,即使是单纯的筋伤,从治疗开始也应注意不断维持和发挥骨的支撑和发挥筋的运动作用。只有这样才能加速创伤的痊愈,收到事半功倍之效。

(三) 内外兼治

人体是统一的整体,"肢体损于外,则气血伤于内,营卫有所不贯,脏腑由之不和。"无论跌打损伤,还是外邪侵袭,损伤筋骨,经络受损,将使气血紊乱,严重消耗津液,伤及内脏。若脏腑气血受损，可导致经络失调，加重外伤病情。在筋伤治疗中需要把握"内外兼顾"的原则，既要外治筋骨、皮肉损伤，又要内治脏腑、气血的病变。临床上可根据损伤的病理变化，或以外治为主，或以内治为主，或内、外治并重，灵活运用。平乐正骨十分注重通过揉药、理筋、活筋、关节活动等手法对筋肉的治疗，以内服药物调理气血，以外敷药物消肿止痛。

（四）保健与治疗结合

一部分筋伤是因人们缺乏足够的自我预防保健知识所引起的，特别是慢性筋伤，治疗过程中常出现功能恢复缓慢或留有后遗症。所以，应将治疗与预防、保健密切结合起来，其目的就是尽快促使组织愈合，功能恢复。保健应当是积极的，除避免过度疲劳、注意休息外，还可采取药物调补和功能锻炼等方法。实践证明，功能锻炼对于筋伤恢复确有良效，《吕氏春秋》有"形不动则精不流，精不流则气郁"的记载。合理的肢体关节活动和全身锻炼，能推动气血流通，促进祛瘀生新，使筋骨关节得到滋养，有利于慢性筋伤的修复。平乐正骨通过鼓励筋伤患者进行传统功法自我身心锻炼，一定周期的训练可使人达到"筋膜腾起、骨节灵通"的内在体感境界。

二、急性腰扭伤

本病多见于青壮年体力劳动者，临床常见于搬运、建筑、机械工人和长时间从事弯腰工作，平素缺乏体力锻炼的人（因肌肉不发达，参加劳动或从事一般活动时也会发生）。90%的患者多发生在腰骶部、两侧骶棘肌和骶髂关节处。

治疗手法如下：

1. 按揉法 患者俯卧床上，肢体放松，术者以两手拇指或手掌，自肩部起循脊柱两侧足太阳膀胱经自上而下按揉。

2. 提捏法 患者俯卧，术者站在患侧，将两手2～5指置于一侧棘突旁，两手拇指置于骶棘肌外缘，使各指方向与骶棘肌方向垂直，双拇指与其余四指相对用力捏起骶棘肌，自上而下，反复3次。

3. 擦法 术者以右手小鱼际尺侧缘及3、4、5掌指关节背侧，以腕力和前臂的前屈旋转，反复滚动，顺其骶棘肌自上而下，重复2～3次。

4. 扳腿按腰法 术者一手按于患处，另以肘关节屈曲，勾扶患侧大腿前下方，手掌托其大腿中部向上方提拔扳腿，随后摇晃拔伸。

5. 摩抚法 上法结束后，再以推拿揉摸法自上向下，连续3次。

三、踝关节扭伤

踝关节扭伤多由于行走时突然踏在不平的地面上或腾空向后足跖屈落地或腾空向后足跖屈落地时，足部受力不稳，而致踝关节过度内翻或外翻而造成踝关节扭伤。临床检查时会发现有明显的压痛点，并且局部疼痛、肿胀明显。临床在诊断踝关节损伤患者时，应根据 X 线检查排除骨折。

对于已确定排除骨折的踝关节扭伤治疗，可采用手法治疗、药物外服与功能锻炼相结合。需要注意的是，针对新鲜的损伤，宜采用摇法、拨法、捋顺法和按法四种方法。对于陈旧性的踝关节损伤应该采用分筋、按揉、捻散以及踝关节摇法。对于韧带断裂的患者应采用石膏外固定，6 周后解除固定，下地活动，对于韧带不完全断裂的患者，可用"8"字绷带固定，一般固定 2~3 周，固定于韧带松弛的位置上。在疼痛减轻及固定下应早期进行跖趾关节的屈伸活动，待肿胀消退后，开始做踝关节的内翻、外翻活动，以防止韧带粘连。对于损伤不严重的患者，也应该注意早期治疗，避免留下后遗症。可配合中药外敷以活血止痛，舒筋活络。

四、落枕

落枕与睡眠关系密切，病程较短，一般一周左右可以痊愈，及时治疗可缩短疗程。落枕的主要原因有两个方面，一是由于睡眠姿势不良，使头颈处于过伸或过屈状态，造成静力损伤，二是感受风寒。

1. 手法治疗 主要采用理筋手法。先在痛点及其邻近穴位如肩井、风池等穴做点压法。然后在痛处做拿捏法，若患者的肌肉僵凝，可针对僵凝的肌肉做弹拨法，然后做按摩法。手法结束后，患者会有明显的轻松感。

2. 针灸治疗 取后溪、合谷、风池、风门、外关、痛点等，用泻法，留针 5～10 分钟，每日一次。

3. 辨证用药　治疗以活血舒筋为主，佐以疏风活络，外贴伤湿止痛膏，内服独活寄生汤。如低热恶风者，可用疏风散寒的方剂，如羌活胜湿汤。

4. 局部热敷或理疗。

五、骶髂关节错缝

骶髂关节错缝是指骶骨与髂骨的耳状关节面，因外力而造成关节微小移动，不能自行复位，没有强大的外力，骶髂关节是不容易错缝的。本病临床较为常见，青春后期的女性，此关节活动范围增加，到妊娠期后三个月尤其显著，分娩后 3～5 个月可完全恢复，由于女性的生理特点，骶髂关节各种疾病较男性多见。

本病治疗可采用手法复位。对于前错缝可采用旋转顿推复位法。患者仰卧板床上，术者站于患侧，一手按压患侧髂前上棘处以固定，另手由健侧插入患者背后，扳拉健髋部向前，且向患侧旋转，双手同时用力，猛然将错缝复合，即可听到弹响声或弹动感。对于后错缝患者，应采用顿推复位法。患者俯卧于板床上，术者站于健侧，另患肢膝关节屈曲，术者一手托持患者膝关节使患髋过伸，一手按压患处，推骶髂关节向前，两手同时猛然用力，即可听到弹响声或感到弹动感。患者疼痛明显减轻，则表示复位成功。复位卧床数日，也可外敷接骨止痛膏。

六、小儿桡骨小头半脱位

小儿桡骨小头半脱位又称"牵拉肘"。多由于在小儿无准备的情况下，猛力牵拉患儿前臂，造成肱桡关节错动而产生疼痛。临床表现为肘部无肿或轻度肿胀，前臂下垂、旋前，不能旋后。患肢高举、屈肘时因疼痛而受限，或颤抖无力，肘外侧有压痛，不愿持物。

治疗可采用捏旋屈伸法。家长将患儿抱在膝上，用两手持患儿上臂做固定以反牵拉，术者一手持患腕上方，一手持肘，拇指在前，按压于桡骨头前方，其余四指在后，牵前臂的手顺其旋前姿势，适当用力向远端前拉，在牵拉的情况下屈曲肘关节，同时拇指按压桡骨头向后，手下即有复位声或弹动感。若是使用上述复位方法时无复位感，则说明后错移，可重复上述操作，但于屈肘时，将前臂旋后即可。复位后稍作休息，患儿便可恢复活动功能，无需固定。

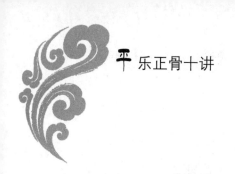

第九讲　三期用药撷英

一、三期用药概论

三期用药是根据骨折的早、中、晚三阶段采用"破、和、补"三期辨证用药的治疗原则。平乐郭氏正骨经 200 余年历代传人的实践，已形成系统的独具特色的骨伤科学派。药物治疗是洛阳正骨中与手法整复、器械固定齐名的"三大特色"之一，在骨伤治疗领域有着十分重要的地位。

根据骨伤患者的病变情况，洛阳正骨提出了"破、和、补"三期用药原则。对此，《伤科补要·治伤法论》中提到："夫跌打损伤，坠堕磕碰之症，专从血论。或有瘀血停积，或为亡血过多，然后施治，庶有不误。若皮不破而内损者，多有瘀血停滞者，宜攻利之。或皮肤肉绽，亡血过多者，宜补而行之。更察其所伤上下、轻重、深浅之异，经络气血多少之殊，先逐其瘀，而后和营止痛，自无不效。"明确指出了损伤的内治为逐瘀活血，和营止痛，并要按病程先后，循序治疗。

骨折初期，因肢体损伤，血溢而瘀，瘀不去，新不生，肿不消，骨不长，故宜破瘀消肿；中期，气血不畅，治宜调和；后期，患者久肿，身体必虚，故治当用补。外伤以损伤筋骨为主，内伤以损伤脏腑气血为主，严重的创伤多导致复合伤，既伤筋骨又伤脏腑气血和经络，因此骨伤有其固有的特性和规律，故在临床上辨证运用接骨中药来加速骨折愈合亦有其独到之处。

（一）损伤早期

损伤早期多为瘀血证，轻则局部肿胀，重则连及脏腑。此时活血祛瘀通腑有利于骨折的修复。因气血互根，于血药中加气药能加速病愈。

1. 攻下逐瘀法　逐瘀可以通便、退热、消肿止痛，适用于损伤早期，瘀血蓄积，肿痛严重，腹部胀满，大便秘结或不通，舌苔黄厚，脉数等。主方为加味活血疏肝汤。若瘀血严重、大便不通者加芒硝，软坚通便；若胸胁受伤、气逆咳痰者加半夏，降逆祛痰；若瘀血流注、筋内青紫硬结者加羌活，通结活络。因"肝藏血，败血必归于肝"，故该方是在活血祛瘀的基础上，加用疏肝理气之品。

2. 利水逐瘀法　是在活血逐瘀类药中加入大剂量的利水类方药，以加强逐瘀消肿的功效。适用于伤后肢体严重肿胀，按之硬而顶指，甚则起大量水疱，甚或肢末发凉，乃气机受阻。应投利水逐瘀剂，方用加味血肿解汤或四物苓前汤。

3. 行气消瘀法　有消散的作用，即"结者散之"的治法。是在活血祛瘀类药物中加入行气类药，以收理气活血、消肿止痛之功。凡血凝气滞，肿痛并见，或单痛不肿均可采用本法。常用方剂：偏于活血化瘀，用复元活血汤；偏于行气，用行气饮加丹参、川芎，或加味柴胡疏肝散；行气活血并重的，用加味行气饮，或血府逐瘀汤。

4. 凉血祛瘀法 包括祛瘀解毒与清热凉血两法。是在活血祛瘀类药中加用清热凉血解毒药，以清泻实热，解除毒邪，用以治疗瘀血化热而致的红肿热痛，或迫血妄行。

(二) 损伤中期

中期是个过渡期，一般是指损伤 3～6 周。损伤经过初期治疗，可有一个较长的中间期。其特点是损伤经过初期治疗后，肿痛减而未尽，瘀血尚有残余，若继续用攻破则恐伤气，故应该改用中期的各种治疗方法。

1. 通经活络法 损伤经初期治疗，肿胀疼痛减轻，而局部呈现青黄色瘀斑，乃瘀血留滞于筋肉腠理之间，气血瘀滞，经络不畅，予通经活络法。方用活血灵汤加减，上肢加羌活、桂枝；下肢加牛膝、独活；胸胁加青皮、桔梗；腰部加地龙、小茴香，或用通络舒筋汤。

2. 调气活血法 适用于创伤经过初期通下祛瘀治疗后，大便虽通而尚有腹胀，瘀滞减而肿痛未尽，当调和气血，消肿止痛。方用活血通气散，或调中和血汤，也可用和营通气散。

3. 疏肝和胃法 损伤经初期治疗后，胁肋满闷，腹胀，纳呆，或初伤胸胁满闷，呼吸引疼，此乃气滞血瘀，肝失条达而影响了脾胃运化，当疏肝和胃，理气活血。方用加味柴胡疏肝汤，或加味橘术四物汤。

4. 理气止痛法 腰骶或胸胁闪扭，隐隐作痛，呼吸和咳嗽掣引疼增，俗称岔气。乃创伤激扰气机，壅而不畅，当用理气止痛法。方用复元通气散，或补肾止痛散。

5. 活血接骨法 骨折已经复位、固定，肿痛稍减，但瘀血尚未尽除，瘀不去则新不生，新不生则骨难愈，故当采用活血接骨法。本法是接骨续筋类药，佐以活血祛瘀药，以达祛瘀生新、接骨续筋的目的。常用方药有：三七接骨丸、内服接骨丹、参龙接骨丸、土元接骨丸等。兼有疼痛者，配用养血止痛丸（筋骨痛消丸），也可服用活血接骨续筋汤，或新伤续断汤。

（三）损伤后期

后期指受伤 6 周以后。由于久病卧床，虚则影响骨折愈合，又因长久限制活动，影响气血的通畅，从而出现肢体虚肿等症状。虽后期伤重、日久，元气耗损，营卫失调，且六淫七情多乘虚而入，故当辨之，或补，或攻，或补正与祛邪兼施，然虚则补之，虚是其本，但要兼顾，以免补而留邪。

1. 气血双补法 适用于伤情较重，卧床日久，或为亡血过多，虽经较长时期调治，仍有神疲、乏力、面色无华等各种气血亏损，筋骨萎弱等症，可用气血双补法。常用方剂有八珍汤、十全大补汤加续断、骨碎补、陈皮、砂仁或加味当归补血汤。

2. 补中益气法 适用于病程较长，卧床日久，正气耗损，脾胃虚弱，懒言少时，肢体虚肿，按之凹陷，骨折愈合迟缓，乃中气虚弱，运化失司，当用补中益气、健脾和胃治之。方用加味补中益气汤。即补中益气汤加川续断、骨碎补、砂仁。上肢加桂枝，下肢加桑寄生、川牛膝。

3. 益气滋肾、养血通经法 适用于脊柱骨折并督脉受损。肢体瘫痪后期，全身一般情况好者，可采用本法治疗。

4. 补肾健脾法 适用于骨折时间较长，虽骨折对位对线都好，全身一般情况也可，唯骨折愈合迟缓（超过 3 个月），或久不愈合。此乃肾精亏损，脾肾两虚，髓不养骨，新不生则骨不长。可在有效固定情况下，服用特制接骨丸（毛天东教授立方）。

骨折愈合后，肢体肿胀不消，应注意分虚、实、湿。虚肿者以手指按则塌陷不起或肢体偏平，稍活动即可加重，此时宜先服用加味补中益气汤，继服十全大补汤，上肢者加桂枝、五加皮、续断，下肢者加牛膝、杜仲、狗脊，实脾益气。实肿者肢体圆粗，按之发硬如皮草，不塌陷，色黯滞，肌无弹性，此时宜服逍遥散加减，上肢加桂枝、威灵仙，下肢加杜仲、独活，散结消肿。湿肿者肢体沉重，色青或白，局部温度偏低，皮肤出冷汗，此时宜用加味附子理中汤，理气通经。总之，洛阳正骨运用接骨中药，讲究的是分期辨证论治。

二、平乐正骨外治法简述

骨伤外用药物，指应用于伤科疾病局部的药物，是与内服药物相对而言的。外用药物的治疗意义与内治药物一样，均具有同等重要的作用。《龙嘴山馆文集》曾记载平乐郭氏正骨"内服汤药而外膏丹之"。所不同者，外用药物是对患者局部进行直接治疗的一种方法，使用药物直接作用于局部而取得疗效。这种治疗方法早在马王堆汉墓中出土的《五十二病方》以及《黄帝内经》等著作中就有记载。第一部中医骨伤科著作《仙授理伤续断秘方》中介绍了洗、贴、糁、揩等外治法治疗关节损伤。清代《理瀹骈文》指出："外治之理即内治之理，外治之药即内治之药，所异者法耳。"平乐郭氏正骨外用药物大致可分为敷贴剂、涂擦剂、熏洗湿敷剂和热熨剂等几种类型。特别是平乐正骨展筋丹按摩疗法药物，系郭氏独创之外用药物治疗方法，是平乐正骨创造性地把少林点穴按摩疗法与外用药物疗法有机结合的独门绝技。

（一）敷贴药

是将药物制剂直接敷贴在损伤局部，使药物发挥作用。常用的有药膏、膏药、药散 3 种。

1. 药膏 又称敷药。将药粉碾成细末，然后选饴糖、蜂蜜、鲜草药汁、醋、蛋清等，调匀如厚糊状，摊在棉垫上。为减少药物对皮肤的刺激和换药时容易取下，可在药上加一张极薄的绵纸。平乐正骨祖传配制药膏时多选用蛋清，如接骨丹蛋清调敷治疗创伤骨折及腰部疼痛。同时若有创面，经久不愈，平乐正骨选用猪板油调外用接骨丹敷创面。目前大多选用蜂蜜调敷外用药物。

平乐正骨药膏按其功用可分为：

（1）消瘀退肿止痛类：适用于骨折、伤筋初期肿胀疼痛者。

如外用接骨丹（三七散）、将军膏。

（2）清热解毒类：适用于伤后感染邪毒，局部红、肿、热、痛者。可选用骨炎膏。

（3）温经通络、祛风除湿类：适用于损伤日久，复感受风寒湿邪者。如二乌散。

（4）接骨续筋类：适用于骨折整复后，位置良好，肿痛消退之中期患者。如皮铜壳接骨丹、外用接骨丹。

（5）生肌拔毒长肉类：适用于局部红肿已消，但创口尚未愈合者。如象皮膏、生肌玉红膏。

2. 膏药　膏药古称为薄贴，是将药物碾成细末配合香油、黄丹等基质炼制而成，是中医外用药物中的一种特有剂型。《肘后备急方》中就有关于膏药制法的记载，后世广泛地应用于各科的治疗上，外伤科临床应用更为普遍。特别是民间祖传医学世家，几乎各家各派均有自己的独门膏药，平乐正骨也不例外。目前许多祖传膏药制作技艺已被列入省、市级非物质文化遗产。

膏药遇温则烊化而具有黏性，能黏住患处，应用方便，药效持久，便于收藏携带，经济节约。膏药由较多的药物组成，适合治疗多种疾患。平乐正骨外用膏药有太乙膏、活血止疼膏、接骨止疼膏、活血接骨止痛膏几种。闪扭筋伤或关节脱位可用活血止疼膏；创伤骨折、筋伤，劳损性疼痛可用接骨止痛膏；恶疮节肿，痛疽可应用太乙膏。目前临床中广泛应用活血止疼膏和接骨止疼膏合方活血接骨止痛膏。科技的发展，在活血接骨止痛膏的基础上利用现代科技研制出橡皮膏制剂舒筋活血祛痛膏。

传统膏药的配制，是将药物浸入纯真芝麻油中，通过加热熬炼后，再加入铅丹，经过"下丹收膏"制成膏药，以老嫩合度、富有黏性、烊化后能固定于患处，贴之即黏、揭之易落者为佳。膏药熬成后浸入水缸中浸泡数天，再藏于地下三尺以去火毒，可减少对皮肤的刺激，防止发生接触性皮炎。摊膏药时，将已熬成的膏药置于小锅中用文火加热烊化，然后摊在膏药皮纸或布上备用。一次尽量摊完，以免多次加热致有效挥发成分散失，影响疗效。

膏药的药料掺合方法应按药料的性质而定，一般药料可在熬膏药前浸在油中，使有效成分溶解。对具有挥发性、不耐高温的药物（如乳香、没药、樟脑、冰片、丁香、肉桂等）应先研成细末，待膏药在小锅中烊化加入，搅拌均匀，再摊膏药。贵重的芳香开窍药物，临贴时放在膏药上。

3. 药散 药散又称掺药，是将药物碾成极细的粉末。一般药散使用时可直接掺于伤口上或加在膏药上。平乐正骨展筋丹可归属于药散范畴，其需要配合一定的手法应用，可展筋活血，使疼痛消除于指端。"玄府大开无滞碍，致使邪气出如飞。"

平乐正骨药散按功用可分为：

（1）止血收口类：适用于一般的创伤出血。如止血散。

（2）祛腐拔毒类：适用于创面腐肉未去或肉芽过长的患者。如九一丹、七三丹等，主要是升丹。因无准字号药品，易出现纠纷，在大医院目前已很少应用。

（3）生肌长肉类：适用于脓水稀少，新肉难长的创面。常用的有展筋丹、生肌长皮散。

（二）涂擦药

涂擦药始见于《黄帝内经》，《素问·血气形志篇》曰："经络不通，病生于不仁，治之以按摩醪药。"醪药就是用来配合按摩而涂擦的药酒。捈擦药可直接涂擦于伤处，或在施行理筋手法时配合应用。平乐正骨涂擦剂有三种，平乐展筋酊、展筋丹按摩乳、红花酒。

（三）熏洗湿敷药

1. 热敷熏洗 早在《仙授理伤续断秘方》中就有记载，古称淋洗、淋浴、淋拓。是将药物置于锅或盆中加水煮沸后，先用热气熏蒸患处，候水温稍减后用药水浸洗患处的一种方法。天气寒冷或冬季可在患肢上加盖棉垫，使热能持久，每日 2 次，每次半至一小时。具有舒松关节筋络、疏导腠理、流通气血、活血止痛的作用，适用于四肢损伤后期关节强直拘挛、酸痛麻木或损伤兼夹风湿者。皮肤破损者不宜应用。平乐正骨对本法非常推崇，创制了不少有效方剂，至今在临床上仍广泛应用。

2. 湿敷洗涤 古称溻渍、洗伤等。多用于创伤，净帛或新棉蘸药水渍其患处。现临床上把药物制成水溶液，供创口或感染伤口湿敷洗涤用。平乐正骨在前人的基础上，在治疗创伤性骨皮缺损、骨髓炎中，大量应用该法，并有所创新，研制出湿热敷治疗仪。并在临床中根据细菌培养结果，选择有效敏感中药。常用药物有三黄汤、骨髓炎外洗一号等。

(四) 热熨药

热熨药是一种热疗的方法。适用于腰脊躯干部不宜外洗的伤病。其方法较多。平乐正骨该治疗方法主要方剂是葱姜醋炒麸子热敷方。

平乐正骨外用剂的应用，亦需在辨证的基础上立法选方用药，才能取得预期的疗效。外用剂的特点是既可以单独外用，也可与内服剂配合使用，以内外兼治，局部与整体结合，提高治疗效果。对于病情较轻、病程较长、病势较缓的局部病灶，对于老年患者脾胃功能欠佳者，可单独使用治疗。外用药物部分患者会出现过敏，如皮肤发炎（呈丘疹、水疱、潮红、瘙痒、糜烂渗液等现象时），应立即停止使用。一般停药后，过敏反应多能自愈，如有必要，应做相应的抗过敏治疗。

附：平乐正骨祖传四验方

(一) 平乐正骨外用接骨丹

【组成】象皮、象牙各30g，土鳖虫30g，乳香、没药、木瓜、无名异、煅龙骨、天冬、川断各10g，自然铜12g，木鳖子15g，儿茶15g，三七3g，地龙15g，冰片2g，麝香1g。

【功用】活血祛瘀，接骨止痛。

【主治】用于新鲜骨折，肿胀疼痛。陈旧性损伤、腰痛。

【用法】共为细末，鸡蛋清或榆树皮粉调敷伤处，或加入膏药内外贴患处。同时疮疡患者可应用接骨丹拌猪板油外敷。

【源流】本方为平乐正骨祖传秘方。在平乐正骨学派中应用最广泛。各门各家均临床应用。

郭春园《平乐郭氏正骨法》中称该药为三七散。

《正骨学讲义》载："用法：取接骨丹适量，加入太乙膏或蛋清（蜂蜜亦可）内，均匀外固定用。"对于贫困患者，高云峰院长多嘱咐用醋、榆树皮面和水调敷。

郭汉章《实用正骨学》接骨丹方中，多土鳖虫一味，用量30g，其中地龙、川断、儿茶用量也是30g。可能其根据临床实践有所改动。方中药物系木鳖子而非番木鳖（马钱子）。

【祖传配制法】

1. 象皮象牙土炒法（古法）　取灶心土研细，放入锅内炒热加象皮及象牙同炒，至象皮发大，皮黑内黄即可，象牙应炒成褐黄色，里外颜色一样即可。

2. 自然铜醋煅法　醋一碗，将自然铜置于煤火上烧红，在烧时应将煤火弄平，以免失落。当自然铜烧红后取出即放入醋内冷后取出，手捏之粉碎者即可，若不能捏碎者未煅好，应重新烧。

3. 木鳖子去油法　用白绵纸数层包裹后，用砖压于煤火台上约一夜工夫，药物中油被纸吸入即可。

4. 龙骨火煅法　将龙骨直接放煤火上烧红，冷后研成细末。

5. 配制法　先将自然铜研细末后与以上各种药品混合同研成细末，越细越好，置入瓶内，最后加麝香、梅片调和。

【药物分析】方中象皮强筋，象牙壮骨，是该方君药，两味药物是平乐正骨筋骨并重治疗原则的重要体现。方中乳香、没药、三七、地龙活血化瘀，消肿止痛，川断、自然铜、儿茶、无名异、土鳖虫、煅龙骨接骨续筋，是常用接骨药物。麝香、冰片祛瘀通经，消肿止痛。木鳖子、木瓜祛风除湿，舒筋活络。天冬肥厚多脂，外用起到保持皮肤的柔滑和湿润，防止过敏的作用。诸药合用，共起活血祛瘀、接骨止痛之效。

【按语】

1. 骨折敷接骨丹后要用黑布包裹，何意？

答：此上辈所传，皆用黑布包裹，若根据现在物理学说，白布能散发温度，黑布能保持温度，若敷上接骨丹外包黑布也颇有用意。接骨药品多系活血透窍香窜之药，如用白布散发于外，则失效矣，所以用黑布包裹。

陈利国注："医者，意也"。黑色入肾，肾主骨，故用黑色。

2. 骨折症在食物上有何禁忌？

答：据前辈相传忌食鸡蛋，因鸡蛋富含营养，食之能使折断骨面长成光头。一说是：骨折后，在初次整复未接合好，而食此物，恐立时长住，如不正常，不能复用手术。

《正骨手法略要》中记述：凡糊药固理之伤，皆有忌食鸡蛋之记述于后。

郭春园述：可能外用蛋白糊药固理而不宜再食，或服用接骨丹之忌食，其道理不详。

高云峰在新中国成立后破除了"祖传技术动不得"的迷信，

在 1959 年发表的《正骨的革新》中写到"今年党所指示的破除迷信，解放思想，大搞技术革命的伟大号召，我才逐渐打破了一些老规矩，如骨折病人，不敢吃鸡蛋，不敢理发、剪指甲、洗澡等，通过破除迷信解决了。这不但没有坏处，而且大有好处"。

（二）展筋丹

【组成】真人参 5g，煅珍珠 5g，琥珀 5g，当归 5g，冰片 5g，乳香 5g，没药 5g，血竭 20g，牛黄 1g，三七 5g，麝香 3g。

【功用】活血，舒筋，止痛，生肌长肉。

【主治】筋伤疼痛，或损伤后期关节活动不利；外科感染及压疮创面。

【方解】气滞血瘀，不通则痛。方中三七、血竭、乳香、没药、琥珀活血化瘀；牛黄配珍珠清热解毒，消肿止痛；当归活血养血；麝香、冰片辛散走窜，增强活血化瘀之效，同时利于透皮吸收。"外治之理即内治之理，外治之药即内治之药，所异者法耳。"加入野山参，大补元气，加强以上药物效力，通过玄府入药。全方共奏活血止痛消肿之效，配合按摩亦有展筋之功。其效果"玄府大开无滞碍，致使邪气出如飞"。

现代药理研究表明麝香对炎症病理发展过程的血管通透性增加、白细胞游走和肉芽形成等三个阶段均有抑制作用。血竭对多种致病真菌有不同程度的抑制作用。当归有镇痛、抗菌作用，三七有止血、抗血栓、抗炎、镇痛作用。乳香具有广泛镇痛、消炎、愈合伤口等作用。这些药理研究都为展筋丹抗炎、镇痛、愈合伤口找到现代药学理论依据。展筋丹不但是伤科良药，同时也是理想的外科良药。

【源流】展筋丹又称揉药，是平乐正骨祖传秘方之一，应用临床200余年，是平乐正骨独创的一种治疗方法。因其主要通过特定部位揉药来治疗疾病，历史上周围乡邻曾把平乐正骨医生称为"揉先"（先，洛阳地区对医生、教师的一种通俗称谓）。

平乐郭氏先人创造性地把中医外用药物疗法与按摩点穴疗法有机结合，形成了独特的平乐正骨展筋丹按摩疗法。展筋丹按摩疗法可分为阿是穴揉药法和特定穴揉药法两种。阿是穴揉药法系创伤疼痛部位或关节疼痛部位局部痛点揉药法。特定穴位揉药法系平乐正骨传人经长期的临床实践，在身体各个部位发现了特定的敏感揉药穴位，在该穴位揉药效果奇特的一种揉药法。同时特定穴位也是平乐正骨点穴指针的穴位。

平乐展筋丹系平乐正骨祖传秘方，一直在郭氏正骨家族内秘传。1952年第五代传人高云峰院长高瞻远瞩，把该方与接骨丹秘方公布于世，献给国家。目前该药主要有散剂和酊剂两种。

近年来该方除外用治疗筋伤肿痛、关节不利等症外，也广泛应用于大面积压疮、感染性创面、烧伤、中耳炎等方面，虽非原方治疗主症，却效果显著。

外用药物配合手法按摩的方法，已有2000多年的历史，当时称为"膏摩"。是用不同药膏作为介质，以增加疗效的一种推拿方法。摩膏方最早记载于先秦《五十二病方》中。东汉医学简牍中已有组成、功效、用途、炮制及手法俱全的摩膏方。膏摩名称则最早见于汉代张仲景的《金匮要略》。东汉时的华佗擅用膏摩治头眩、疗百病，并用于术后常规及康复治疗。晋代葛洪首次系统论述膏摩，使其成为证、法、方、药齐备的治疗方法，治疗范围遍及临床各科。传统膏摩多将中药捣碎，用酒或醋浸泡后，再合猪脂熬炼，去滓成膏，现代则多用凡士林等为赋形剂。应用时取病痛局部、头顶、脐或辨证选穴，以手蘸膏摩之，每日 1~2 次，每穴 100~300 次，或摩至皮肤表面无余膏即可。

平乐正骨继承发扬了膏摩疗法，临床应用中药散剂配合拇指局部穴位按摩治疗骨伤科疾病，为近代之独创。点穴疗法系少林寺伤科特色治疗方法，同时其拇指按摩疗法也有一指禅推拿的影子。（李鉴臣，生卒不详。河南洛阳人，精通少林武术，尤其精通一指禅推拿，师承不详。相传曾为清宫御医，已不可考。李鉴臣在咸丰年间以一指禅为丁凤山推拿疗疾，治愈后收丁凤山为徒。所以后世一指禅推拿流派尊李鉴臣为江南一指禅推拿开山鼻祖。）

【治病原理】

展筋丹，所谓丹者，说明其珍贵。一则药物贵重，二则疗效奇特。而展筋之名又说明其功效有展筋之效。其别名有展筋活血散者，除展筋之外，亦有活血之功。

展筋丹揉药疗法，系中医推拿和法之列，含有调和之意。凡病在半表半里，在不宜汗、吐、下的情况下，可用和解之法。手法应平稳而柔和，频率稍缓，常用振动类及摩擦类手法治疗。可调脉气，和经血，运用于气血不和，经络不畅所引起的肢体局部疼痛或功能障碍。通过手法、药物和经络穴位的作用，达到气血调和，表里疏通，阴阳平衡的目的，恢复患部的生理状态。经云："病在脉，调气血。病在血，调之络。病在气，调之卫。病在肉，调之分肉。"明·周于藩（岳天）在《小儿推拿秘诀》中言："揉以和之，可以和气血，活筋络。"经络内连脏腑，外络肢节，沟通内外，贯穿上下，是气血运行的通道。经络的穴位，则是经络在体表的枢纽，以司气血传输。通过损伤肢体的相应穴位，进行点穴按摩揉药，可调节脏腑经络的功能，并通过药物的渗入，起到祛瘀活血、通经止痛、强筋壮骨、疏利关节的作用。平乐正骨穴位揉药法在点穴按摩疏通经络的同时，配合药物渗入，按摩疗法和药物疗法有机结合，共同作用，效如桴鼓。

【祖传炮制方法】

1. 珍珠煅制法

（1）火煅法：用小铜勺放珍珠少许，用小盖盖好，在煤火上不断地摇动，听有"叭"之声即取出，若珍珠变为黄色者即可，放在钵中研成细末备用。

（2）豆腐煅珠法：取豆腐一块，中间挖孔，将珍珠放入再将孔用豆腐盖好，置于蒸笼内蒸约 2 小时即可，取出冷后研细粉备用。

2. 乳香、没药去油法　取铁锅一具，锅内装煤渣或黄土，放在火上加热，上面放粗纸 5～7 层，乳香、没药置其上，土热药物融化，油被粗纸吸收，如是更换纸张，等候纸面无油即可。

3. 将人参、三七、当归灶上烤干，与乳香、没药、琥珀共碾成细末。血竭最好单独研细末，血竭易发生粘连之故。

4. 牛黄为贵重药物，应单独研细末。

5. 将以上各种药研成细末后，调和好置于瓶内，用前将麝香、冰片研成细末混合药内。因梅片时久发黏，用时容易沾手，故宜用前加之。以上药物，用时应置于玉瓶、玛瑙或瓷瓶内可保持药之质量。

【用法】上药按古法炮制，共研极细粉，收贮密闭玉石瓶中备用，置放阴凉处，用时直接揉摩患处，或撒于膏药上贴于患处。

【在创面的应用经验】

初期：急性创伤的早期创面，或外来伤害，或手术之后，邪毒初侵，创面红、肿、热不甚，较为疼痛，渗血较多，尚无脓液，宜解毒消肿、止痛止血。创面常规清洁消毒后，或将展筋丹调为油膏外涂患处，或将药粉直接扑撒于创面，凡士林纱布敷盖。无论油膏、药粉均力求薄而均匀，以免药粉堆积，形成痂盖，或聚毒留邪，或易生胬肉，不利生肌收口。油膏隔离创面与敷料可避免换药时揭掉新痂，出现再出血和疼痛，造成病家痛苦。此期药宜勤换，以免渗液侵蚀皮肤，不易收口。

中期：多为感染创面，邪毒内侵化热，热盛肉腐，创面红、肿、热、痛，渗血较少，脓性分泌物较多，宜祛腐排脓。若脓液甚多，在清洁消毒时可抹去一部分，不要抹尽，允许创面上留有分泌物，切忌多次擦拭创面，以免肉芽渗血。直接将药粉扑撒在创面上，厚度适中，无菌敷料敷盖，一般数日一换，过于勤换药力未到，反而影响疗效。

后期：后期创面红、肿不甚，脓性分泌物甚少，宜扶正补虚，生肌收口，加速愈合，软化瘢痕。换药时减少擦拭创面次数，更不可拭去创面四周白色新生上皮，否则会引起疼痛，促使产生瘢痕。将药粉扑撒于创面上，可稍厚些，无菌敷料敷盖。展筋丹外用可直达病所，充分发挥药效。对于大面积皮肤缺损或有骨外露者，要结合运用皮片植皮转移或游离皮瓣等手术疗法。

从其药物组成来看，血竭为君，活血散瘀，止痛止血，敛疮生肌；乳没活血止痛，消肿生肌；三七尤长于止痛；牛黄、冰片在中期发挥清热解毒之功；后期采用高丽参、当归，取补虚扶正、内托之意；珍珠最后收敛生肌。

郭灿若晚年曾告诉晚辈："此方中血竭为主要药物。"

高云峰："此药为家传秘方，其他正骨专科无有用者。此药名展筋丹，主要是帮助血液流通，舒筋活络，若遇损伤，局部或关节疼痛，皆可揉之，没有一定经穴，即针灸科所云'阿是穴'，哪里痛揉哪里亦可，但是手心脚心不能揉，肋骨受伤不能揉。因为手足心皮厚难入，肋骨接近膈膜，其余四肢揉药，亦有应注意支点，兹分述如下：肘部受伤，其疼处多在桡骨头。肘部无形发疼，其痛处多在尺骨头。胯骨痛，应揉环跳穴。腿闪者，其痛处多在腓骨头。腿痛者，其痛处多在胫骨头。手腕因跌倒按地，其痛处多在腕中央。手扭者，其痛处多在寸脉部背面。踝骨伤，可揉足踝骨下边，并脚面大筋。"

郭耀堂："揉展筋丹亦有方法，可分两方面。第一，诸药去油须净，药要最上品，研磨极细，方可揉入毛孔，药瓶要用不走气者，如玉石、玛瑙、水晶、细磁等类装入。揉时，右手大拇指蘸药少许，轻轻旋转，大约正转五十次，倒转五十次，手上与患者皮肤上不见药色即可。有时，每处可蘸药三次，揉三次，然后用手法和之。而症状较重者，仍须内服外敷药物，使患者早日痊愈。"

（三）活血接骨止痛膏

【基膏组成】当归 60g，生地、大黄、连翘各 120g，羌活 90g，白芷、赤芍、独活各 60g，甘草 30g，真芝麻油 5000ml。

【功用】活血止痛，祛风除湿，接骨续筋。

【主治】创伤骨折、脱位、筋伤，劳损性疼痛。

【炮制及使用方法】先将油与药放锅中加热熬炼，等药炸枯后除渣滤清后，熬至滴水成珠，加入炒黄丹，搅均成膏。用时取膏药 30g，溶化后加入外用接骨丹 3g，搅拌均匀成为接骨止疼膏；若加入展筋丹 3g，则为活血止疼膏。若接骨丹及展筋丹均加，则为活血接骨止疼膏。摊制后备用。临用时加热变软后，贴敷患处。

【源流及现代应用】本基膏方为郭维淮院长根据祖传正骨经验研制而成。早期平乐正骨黑膏药系太乙膏原方加入接骨丹或展筋丹而成，太乙膏只有血余一味药物。郭维淮院长根据临床长期观察，发现骨折病人损伤局部由于瘀血瘀久化热，局部常出现红肿热痛的症状，故在基膏中加入大剂量清热活血消肿药物，同时根据损伤后局部正气亏虚，风寒湿邪多乘虚而入的病理特点，又加入祛风除湿药物。经临床验证，最终形成基膏处方，并扩大了该膏药的应用范围。目前该药已成为洛阳正骨医院的特色制剂，在河洛地区及平乐正骨学派范围内应用广泛。

（四）活血灵汤（复元活血汤）

【组成】当归15g，赤芍15g，桃仁12g，红花12g，木香6g，枳壳12g，川断15g，威灵仙12g。

【功用】行气活血，祛瘀止痛。

【主治】跌打损伤，气机阻滞，瘀血作痛。症见局部瘀血，肿胀疼痛，痛如针刺，固定不移，局部多有青紫瘀斑或瘀血肿块，舌淡，脉弦者。

【方解】《普济方·折伤门》中说："血行脉中，贯于肉理，环周一身，因其机体外固，经髓内通，乃能流注不失其常。若因伤折，内动经络，血行之道不得宣通，瘀积不散，则为肿为痛，治宜除去恶瘀，使气血疏通则可复原也。"跌打损伤，气滞血瘀，脉络不通，不通则痛。且伤气比及血，伤血亦常导致气滞。故治以行气活血、祛瘀止痛之法。方中当归甘补辛散，苦泄温通，质润而腻，养血之中有活血之力能行血中之气，使血各归其经；红花辛甘而温其气香，辛香散行，甘温和畅，入心、肝经，走血分，故能行血散瘀；桃仁味苦甘而气平，苦能通降导下，甘能和畅气血，桃仁甘苦相合，故有通经导瘀、和血调经之效，为血瘀证要药。赤芍味辛苦而气微寒，入厥阴肝经，辛散瘀结，寒清血热，味苦降泻，以导瘀下行，故有凉血祛瘀、通经消肿之效。四药合用，同起活血化瘀作用，共为君药。木香辛苦温，其气芳香，入肝、肺、脾、大肠、膀胱经。性温通而行窜，长于行气导滞。枳壳助木香舒畅气机。同理血药配伍，能加强理血药的活血祛瘀止痛作用。川断补肝肾，续筋骨，活血疗伤，为伤科要药。威灵仙辛咸温，具辛散温通咸软之性，通行十二经络，功能祛风除湿，通络止痛。诸药合用，共奏行气活血、祛瘀止痛之功。

【临床应用及加减化裁】胸部损伤、肋骨骨折症见咳嗽、吐痰、转侧疼痛者，加柴胡 12g，黄芩 12g，贝母 15g，桑白皮 20g。腹部胀满，大便闭塞者，加大黄 20g，芒硝 30g，生姜 20g，炒莱菔子 20g。红肿热痛、起水疱者，加金银花 30g，连翘 30g，公英 30g，地丁 30g，野菊花 15g。

第十讲 伤科杂症论奥

一、骨折延迟愈合

中医学没有骨折延迟愈合的病名，本病一般可归属到"肾虚骨萎"范畴。《黄帝内经》曰：肾主骨生髓。高云峰院长用药特别强调肾主骨的理论，用药先从补肾入手，高院长生前常用"肝主筋，肾主骨""筋伤内动肝，骨伤内动肾"等古语教诲学生们。高云峰院长临床中重视辨指纹和辨尿施治。如骨折后出现遗精的患者，手纹呈鲜红色，恰与手之其他皮肤发白呈鲜明对照。这种病人骨折愈合必然延迟，需要进补之药始可奏效。同时高院长辨肾病类油尿，为微黄色，质浑稠加油星。高院长认为是肾气大虚，肾精大损之故。症见头晕，耳鸣，气紧迫，腰酸腿痛，精神疲惫，遗精。高院长曾言：古人说命门为精血之海，元气之根，五脏阴气，非此不能滋，五脏阳气非此不能发。肾为蛰藏之本、开窍于二阴。封蛰失司则精不内守而外泄，此类病人尿液浑浊而夹杂油星。治宜壮阳益阴，大剂进补，方能奏效。高云峰院长指出："凡伤科出现油尿，其骨折愈合必然推迟，故对油尿的出现应重视起来。"临床中高云峰院长常应用十全大补汤或六味地黄汤加川断、杜仲、龙骨、牡蛎、芡实、五加皮等药物治疗此类骨折延迟愈合不愈合，临床效果满意。

高院长得意弟子毛天东、张茂，平乐正骨学院毕业后留校，从事教学及临床工作，并随高云峰院长侍诊多年。他们在高云峰院长应用加味十全大补汤及加味地黄汤治疗骨折延迟愈合、不愈合的基础上，根据《黄帝内经》肾主骨生髓，《脾胃论·脾胃盛衰论》："大抵脾胃虚弱，阳气不能生长……则骨乏无力，是为骨萎，令人骨髓空虚，足不能履地。"认为骨折延迟不愈合关键病因在于肾虚脾弱，兼有血瘀，根据临床实践，优选方药，最终形成特制接骨丸处方。

方药组成：川断 15g，骨碎补 15g，杜仲 12g，狗脊 15g，当归 12g，牛膝 15g，三七 5g，鹿茸 10g，土鳖虫 10g，自然铜 20g，黄芪 20g，山药 15g，茯苓 20g，白术 20g，党参 20g。

用法：上药共为细末，炼蜜为丸，每丸 9g。每日 3 次，每服 1 丸，温开水送服。骨折中后期可先予以汤药内服，临床拍片见骨折开始愈合后，予以药物制成丸药内服。

方中骨碎补性温味苦，苦能泻能燥，温能通能散，入肾补肾，补中有行，行中有补，有补肾壮骨、续伤止痛的功效；川断味苦、甘，微温，归肝、肾经，具有补肝肾、强筋骨、行血脉、疗伤续折之效；杜仲味甘微辛而气温，入肝、肾经，甘温补肝肾之阳，微辛和畅气血之滞，气血无滞则筋脉舒畅，肝肾阳复则筋骨自健，为平补肝肾、强壮筋骨之要药；鹿茸为血肉有情之品，生精补髓，其性温煦，专于补虚；枸杞滋养肝肾阴精并可防止温热太过，上诸药为君。辅以生芪、党参、白术、茯苓、山药益气健脾以资后天生化之源。佐以三七、煅自然铜、土鳖虫活血祛瘀生新。全方具有补肾益气健脾、活血祛瘀之功。从西医学角度分析，特制接骨丸可以达到调节骨折断端胶原蛋白、碱性磷酸酶的活性，促进钙磷的堆积，提高成骨细胞活性，促进骨痂生长和骨化。

先用汤药者，因病久恐药不胜病，随后见骨痂开始生长则效不更方，以丸药以巩固疗效。另患者观察到患肢手指甲从不生长到生长，爪甲为肝之余，肝肾同源，以肾亏不能养肝，导致指甲不长，服用药物后，肾虚得以改善后则指甲生长。

1995—1998 年毛书歌教授组成科研团队，将特制接骨丸取名骨愈宝进行了临床和实验研究，结果表明，特制接骨丸确实能加速骨折愈合，并开创了骨折早期应用补肾活血法的先河。其中《骨愈宝治疗创伤骨折延迟愈合和不愈合的临床与试验研究》1998 年获河南省中医药科技进步一等奖，1999 年获河南省科技进步三等奖。

二、髋关节滑膜炎

髋关节滑膜炎是多种病因所致，此指一过性滑膜炎，由于小儿股骨头发育不成熟，关节囊较松弛，所以这种病多发生在 3 ~ 10 岁的儿童。临床表现一般为髋关节疼痛，有时肿胀、行走困难等。体查时会有髋关节屈曲、内收受限，托马征阳性，但在 X 线片上没有明显的髋关节异常。

治疗以手法为主，配合内服、外用药物能够取得较好的疗效。手法多采用屈曲复位法，具体操作步骤如下：患儿仰卧，术者立于患儿患侧，一手握住患肢的踝关节上部，另一手虎口或小鱼际按住患儿患侧鼠蹊部。握踝关节上部的手顺患肢轴位向下轻轻牵拉，随即再将患肢渐渐地向内旋转、内收的同时向上屈髋，逐渐使膝部能触到腹部，再把患肢放直。反复 2~3 次，再与健肢相比，如两腿长短相等，即可用药物热敷和卧床休息，但要防止患肢外旋和外展。2 日后复查，如仍不好再按前方法治疗即可痊愈。

三、膝关节滑膜炎

膝关节关节囊广阔而松弛，其内面为滑膜覆盖，是人体最大的滑膜腔。滑膜富含血管和感觉神经末梢，血液循环丰富，表面有滑膜细胞分泌滑液，可保持关节软骨面润滑，为关节软骨提供营养，并扩散关节运动时产生的热量，膝部常在负重状态下活动，急性损伤、慢性劳损及风寒湿热外邪刺激均易引起关节囊滑膜层损伤，出现充血、损伤性炎症渗出等改变，关节腔内逐渐积聚大量的液体，压力增高，影响淋巴及血液的循环。阻碍了关节活动过程中热量的散发，而出现膝关节膨隆饱满，酸胀疼痛，明显压痛，浮髌试验阳性，局部皮温增高，行走不便，屈伸不利等症状，部分患者关节腔液体从关节后侧肌间隙渗出，膝后形成一软性包块。若失治误治，滑膜反复充血、炎变，关节内积液持续存在，关节液由碱性变为酸性，黏液素分泌减少，滑膜增生退变，继而引起关节内营养、代谢及运动紊乱，关节退行性改变。由于关节内部器质性损伤，慢性刺激使膝关节滑膜系统功能失常，形成恶性循环，膝关节疼痛肿胀反复发作，滑膜肥厚，周围肌肉产生失用性萎缩，部分病人最终形成骨性关节炎。并且由于该病病程长，反复发作，痛苦大，不但影响生活质量，而且在疾病过程中部分患者产生心理疾患，使生活处于亚健康状态。

毛天东医师认为本病因膝关节外伤或劳损，致局部气血运行不畅，正气亏虚，湿热之邪乘虚而入，同时因局部气血运行不畅，瘀滞局部，瘀久生热，则成湿热之证。治宜活血祛瘀、利湿解毒、通经活络。据此原则，毛天东医师自拟滑膜炎汤，每获良效。

方药组成：丹参 30g，当归 15g，赤芍 15g，土茯苓 30g，金银花 20g，连翘 20g，桑寄生 15g，泽泻 15g，生苡仁 30g，白扁豆 30g，木瓜 12g，牛膝 12g。

用法：水煎服，每日 1 剂。分早晚 2 次温服。

加减应用：早期湿热盛，肿胀明显，膝部积水较多，原方加大土茯苓用量，最多可用至 60g，加败酱草 30g，大青叶 30g。肿胀、疼痛、发热症状缓解，活动改善后，原方去金银花、连翘加忍冬藤 20g，鸡血藤 20g，川萆薢 15g。至膝关节膨隆饱满、酸胀疼痛及压痛消失，关节活动正常，浮髌试验阴性，局部皮温正常。对病史较长、劳累后症状易反复者，前方加黄芪 25g、白术 10g、茯苓 15g、党参 10g 共为散剂，每次 10g，每日两次，继续服用 1～3 个月。

注意事项：儿童急性期用长腿石膏托尼龙粘合牵引装置固定膝关节功能位1~2周；成人急性期卧床休息制动，同时指导练习股四头肌等长收缩活动，中后期肿胀消退后可进行主动练习膝关节的屈伸活动，适当步行锻炼。除急性期石膏固定者外，服汤药期间患者用药渣加水再煎后外洗、热敷患膝。

方中土茯苓甘淡性平，除湿清热解毒，强筋骨，利关节；薏苡仁甘淡微寒，主入脾经，既能健脾渗湿，又能清热，《神农本草经》述"主筋急拘挛不可屈伸风湿痹"。白扁豆健脾化湿。丹参味苦微寒，活血通经，凉血消肿；赤芍味辛苦而气微寒，入厥阴肝经，凉血祛瘀，通经消肿；泽泻利水渗湿泄热；木瓜以香温为用，化湿为功，入太阴脾经，以化湿健脾，入厥阴肝经，以祛筋脉之湿，又能舒筋活络，且木瓜祛湿偏走下肢，正切病要；川牛膝性善下行，朱丹溪谓："能引诸药下行"，不但能引诸药直达病所，而且川牛膝本身具通利关节、逐瘀通经、消肿止痛之效；桑寄生味甘苦而气平偏温，入肝肾经，甘补肝血而荣筋脉，温补肾阳而胜风寒，味苦以燥湿邪，具有内补肝肾、外祛风湿之效；当归补血活血，行气止痛；金银花、连翘甘寒，清热解毒，既加强方中清热之效，又无伤阴之弊，前人曾言"连翘具升浮宣散之功，流通气血，治十二经血凝气聚"。诸药合用共奏活血祛瘀、利湿解毒、通经活络之功。

早期膝部肿胀严重，湿热重热偏盛者，先生主张上方用药要加大土茯苓用量，同时根据"热得寒则消，瘀得辛则散，癥得苦则消"加入辛苦微寒的败酱草。疼痛、发热症状缓解，活动改善后，可去金银花、连翘，常加入舒筋活络的忍冬藤和鸡血藤。

对于膝关节滑膜炎容易复发、缠绵难愈的特点，先生通过大量临床病例总结出治疗复发的散剂疗法，毛老师常言："汤者，荡也，急病用之；散者，缓也，慢病用之。"对于滑膜炎急性期必须应用汤剂控制并治愈临床症状，临床症状消失，对于本病并非痊愈的标志，保证症状不复发方为治愈的铁标准。临床症状消失后，继续运用中药散剂进行巩固性治疗，应用散剂一则较经济方便，免除了中药煎煮麻烦，二则定时定量给药，保证人体内部药物治疗作用的稳定性和持久性。同时临床症状的消失，患者的湿热症状得到控制，湿热已不是疾病的主要矛盾，恢复脾脏运化水湿功能已成为治疗的关键，所以原方去金银花、连翘，加入健脾益气之品，以收全功。除儿童急性期石膏固定或牵引期间外，患者在服用汤药时可利用药渣再煎汤外洗热敷患膝，通过热效应和药物的直接作用，加速膝部肿胀消退并充分利用药材，减轻患者费用。

毛天东医师认为"动静互补"也是本病预防和治疗的重要内容。早期应局部应充分休息，以利于炎症消退，对于儿童，因自制力差，应石膏固定，在静止的同时主要指导进行股四头肌等长收缩活动，待症状消失后，可进行适当的户外运动，运动具有增强体质、恢复功能、促进康复、提高疗效、预防复发等作用。通过科学的运动，达到运行气血、疏通经络、调节整体功能，加速代谢过程，促进炎性渗出物的进一步吸收。而且运动可有效地调节肌肉张力，提高肌纤维合成酶的活性，从而使肌纤维增粗，收缩力加强，对于有效地防治肌肉萎缩、关节僵硬、功能与形态退变、恢复肢体功能具有积极意义，且局部的运动可使内服药物充分发挥其治疗作用，而药物的作用又可使运动的效能得以提高和巩固。

四、肋软骨炎

肋软骨炎又称泰齐病，1921年由泰齐首次报道。此病多见于青壮年女性，西医病因至今尚不明确，一般认为可能与病毒感染有关（因为病人多有上呼吸道感染病史），以及由于因搬运重物、急剧扭转或因胸部挤压等使胸肋关节软骨造成急性损伤，或因慢性劳损，导致胸肋关节软骨充血、水肿、渗出、增生、纤维化等，最终导致发病。其临床表现为受累的肋软骨局部肿大隆起，压痛明显，痛处固定不移，夜间加重，严重时深呼吸、咳嗽或活动患侧上肢时疼痛加剧，X线及实验室检查无异常。

毛天东医师认为，根据其临床表现应属中医"胁痛"范畴。其病因有三：一则外感风热之邪，外邪侵袭经络，致气机不利而成气滞，气为血之帅，血为气之母，气行则血行，气滞则血凝，瘀久化热，气随热结，血随气滞，气血壅遏不通，不通则痛。二则由于情志不遂，肝失条达，肝郁气滞，脉络受阻，经气不利，血行不畅则成瘀。三则由于跌仆损伤、慢性劳损而致血瘀阻络。三种原因最终均可致胸胁气血失调，气血壅遏不通，不通则痛，则生痛症；久之气血郁闭，壅塞于局部而见局部隆起。故主张治疗应采用清热解毒、活血化瘀、消肿止痛之法治之。

中药内服仙方活命饮加味：金银花20g，防风12g，白芷6g，当归15g，陈皮10g，穿山甲10g，贝母9g，天花粉15g，乳香10g，没药10g，赤芍12g，皂角刺6g，甘草6g为基本方。气滞胀痛明显者，加香附12g、郁金12g。血瘀刺痛明显者，加三棱12g、土鳖虫10g。湿盛困痛者，加苍术12g、秦艽10g、萆薢12g。阴雨天痛增怕冷者，加桂枝10g、细辛4g、羌活12g。每天1剂，水酒各半煎，分2次服，7天为1个疗程。

中药外敷：以上汤药药渣加米醋150ml拌匀，用文火炒热，趁热布包温熨患部，每日两次，每次10分钟。

仙方活命饮出自《校注妇人良方》，其具有清热解毒、消肿溃坚、活血祛瘀、理气止痛的功效。现代实验研究表明仙方活命饮具有抑菌、增强机体免疫力、解热镇静、抗炎及改善局部血液循环等作用。

毛老认为该方虽专为实热疮疡而设。但该方组方严谨，配伍精当，活血化瘀而不伤正，散结消肿、通络行滞而不伤阴，诸药合用温凉相抵，唯行散之力卓著。方中穿山甲"气腥而窜，其走窜之性无微不至，故能宣通脏腑，贯彻经络，透达关窍，凡血凝血聚为病，皆能开之"；皂刺通行经络，能直达病所；白芷、防风透达营卫，散结消肿；乳香、没药二者气香，香能走窜而善行，故能行血散瘀，利气通络，血行气利则疼痛自止；当归尾、赤芍活血散瘀，消肿止痛；血瘀之处必有伏阳，故以金银花、天花粉清热散结；贝母、天花粉同用，协助清热散结消肿；陈皮行气通络，《本草纲目》谓本品"同补药则补，同泻药则泻，同升药则升，同降药则降"，方中配伍应用加强活血消肿之功。痛甚之时，气脉必急，故以甘草缓之，甘草兼调和诸药。酒水同煎者，酒乃百药之长，善通血脉，宣行药力。诸药合用共奏清热解毒、消肿止痛、活血祛瘀之功能。

气滞严重者，毛天东医师用药常加入香附、郁金二药，他认为香附味辛微苦而甘，辛散肝气之郁，苦降肝气之逆，甘缓肝气之急，故为调和肝气、理气解郁之要药。郁金味辛苦而气寒，其味苦从阴，主降泻而入血分，故能破有形之血瘀；味辛从阳，主行散，而入气分，能解无形之气郁。血瘀明显者，毛天东医师常加入三棱、土鳖虫。他认为三棱苦平，入厥阴肝经走血分，以破血中之瘀结，入太阴脾经走气分，以消气滞结聚，乃治疗血瘀气滞，停痰停积而成癥瘕结块之要药。土鳖虫咸寒，能入肝行血软坚，有破癥瘕、消瘀血、通经疗伤之效，两药同用增加原方活血化瘀之效，同时可加速局部隆起的消散。

"中医外治之理即内治之理，外治之药即内治之药，所异者法耳"，采用药渣醋炒热敷的方法，将药渣进行热敷既可以充分利用药物，又可以通过药物的直接作用和温热效应，使药力从皮到肉，从筋到骨，层层渗透，从而使腠理疏通，脉络调和，气血流通，邪祛正安。之所以用醋者，意义有二：一则醋有活血化瘀之功，助药渗透之效；二则醋沸点较低，用醋炒不致使药太热而烫伤皮肤。现代医学研究证明：活血中药局部热敷可使小动脉扩张，毛细血管通透性增加，局部代谢加快，需氧量增加，血液黏稠度减小，血流加快，淋巴回流增快，淋巴细胞的能动性增加，肌张力减弱，促进局部血液循环及血肿和渗出液的吸收，从而缓解症状。如此内外兼治，而获满意效果。

五、膝骨关节炎

膝骨关节炎（OA）是一种滑膜关节炎症并伴有以关节周围骨质增生为特点的软骨丧失所致的疾病，也是一种关节软骨完整性受损、软骨下骨板及关节边缘骨病变有关的一组异质性疾病，关节软骨退变是导致膝 OA 的直接原因。膝 OA 的药物治疗一直是被人们普遍接受的一种方法，尤其是近年来，从免疫基因、剂型和机制等方面对中药研究的不断深入，中药治疗膝 OA 已成为一种新的流派，并将具有非常光明的前景。

膝 OA 属中医"痹证""骨痹"等范畴。病因主要与肝肾亏虚、累积性劳损、外感风寒湿邪有关。随着对其病因病机、中医证候和流行病学研究的不断发展，学者们发现肾虚血瘀是最基本的证候。肾虚是膝 OA 发生之本，血瘀是膝 OA 的重要病理因素。同时在临床中发现本病的大部分病例同时兼有滑膜炎症状。国内有学者认为膝 OA 的病理生理特点是多见于负重部位的不规则软骨丧失和软骨下骨硬化、囊性变、边缘骨赘、干骺端血流增多以及不同程度的滑膜炎症，有时伴有关节积液。Ayra 等在关节镜下对 506 例疼痛性膝关节 OA 的滑膜炎等相关病变进行评价和随访，表明滑膜炎是疼痛性膝关节 OA 的普遍特征，并可能预测远期的软骨丧失程度。骨关节炎相关的滑膜炎症状是软骨基质降解产物引起的继发性改变，滑膜炎病变在骨关节炎的发生中不是旁观者，而是关节结构破坏的参与者，促进了骨关节炎的病程进展。滑膜炎可以导致关节囊纤维化和挛缩，从而引起疼痛和肌肉的痉挛。滑膜炎是膝 OA 的重要病理产物，同时也是致病因素。《医经精义》曰："肾藏精，精生髓，髓生骨，故骨者肾之所合也"，"髓者，肾精所生，精足则髓足，髓在骨内，髓足则骨强"。

中医学认为，肾藏精主骨，肝藏血主筋，精血互化，肝肾同源。肝肾亏虚，肾虚无以主骨，肝虚无以养筋而致筋骨弛纵、膝痛无力；肾虚则精亏，精亏则无以化血，肝无所藏，肝失疏泄，气机失调，气郁不能行血而致血瘀；血瘀致经络痹阻，气血运行不畅，风寒湿邪乘虚而入，与血搏结，故可出现局部肿胀、疼痛、渗液，滞于关节处，则见功能障碍。治疗本病当以补肾益精，活血化瘀，佐以清热利湿。据此我们选择补肾方剂二仙汤，活血方剂活络效灵丹，以及清热利湿方剂四妙丸加减，组成活络四仙合剂，临床应用疗效显著。

中药内服：活络四仙合剂。

药用：当归15g，丹参20g，乳香10g，没药10g，牛膝15g，淫羊藿15g，仙茅15g，知母15g，巴戟天15g，黄柏10g，薏苡仁30g，苍术15g，甘草10g。早晚2次分服。15天为一疗程。

中药外洗，药用：伸筋草30g，透骨草30g，海桐皮30g，五加皮30g，川断20g，三棱15g，莪术15g，土茯苓30g，川牛膝15g，苍术15g，黄柏15g，独活15g，乌药15g，丹参20g，木瓜15g，白芍30g，麻黄15g，桂枝15g，川乌15g，草乌15g，米醋1000g，黄酒1000g。水煎外洗膝关节，每日2次，每次30分钟。

1 剂用 5 天，15 天为一疗程。

二仙汤全方由六味中药组成。处方严谨，用药精练，研究便利。其配伍特点是仙茅、淫羊藿、巴戟天性温不燥，有补肾壮阳之功；知母、黄柏性寒而入肾经，可以泻相火而坚肾益阴；当归则温润而具补血和血之功。方中辛温与苦寒共用，壮阳与滋阴并举，温补与寒泻同施，其功在于既温而又不燥，既寒而又不凝滞，既补而又不温热，强肾无燥热之偏，益精无凝滞之嫌，尤以温肾阳、补肾精、泻相火、滋肾阴、调理冲任、平衡阴阳等见长，使阴得阳助而泉源不竭，阳得阴助而生化无穷，终达阴阳调和之效，则诸症自除。

活络效灵丹出自《医学衷中参西录》，由当归、丹参、乳香、没药组成，具有祛瘀生新、行气活血、通络止痛之功，主治"气血凝滞，癥瘕癖瘕，心腹疼痛，腿疼臂疼，内外疮疡，一切脏腑积聚，经络湮淤"。作者张锡纯对以痛为主、痛点较固定之四肢顽固性疼痛，屡治均获良效。

四妙丸源于《成方便读》，功能清利湿热。方中薏苡仁、苍术健脾利湿除痹，川牛膝活血化瘀，引药下行；血瘀之处必有伏阳，故以黄柏清之，黄柏兼燥湿作用。诸药合用共奏补肾活血利湿之效。

治疗本病我们同时配合活血止痛、舒筋活络、祛风除湿中药外洗，药物与米醋、黄酒共同加热外洗，可以通过药物的直接作用和温热效应，促进局部血液循环及渗液吸收。经中药内服外用治疗则使肾虚得补，血瘀得活，滑膜炎症状得消，则膝 OA 临床

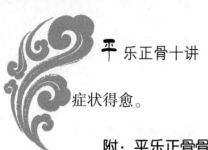

症状得愈。

附：平乐正骨骨关节炎特效方——养血止痛丸

【药物组成】丹参21g，生白芍21g，鸡血藤30g，秦艽12g，桂枝9g，生地18g，威灵仙24g，香附12g，乌药9g，川牛膝15g，甘草6g。

【用法】以上药物中将鸡血藤、乌药及威灵仙用水浓煎，其余药物打粉，按制作水丸工艺制成水丸服用。每次6g，一日2次，开水送服。

【功效】养血荣筋，行气活血，通络止痛。

【主治】损伤后期，血虚瘀滞。症见患肢肌肉消瘦发硬，活动不利。

【方义分析】筋骨并重是平乐正骨的学术特色之一，平乐正骨认为骨性关节炎与肝肾关系密切。肾藏精主骨，肾之阴精可滋润骨体，充养骨髓，骨骼得以滋养而强健有力。肝藏血主筋，肝血充盈，筋得濡养则强壮柔韧，筋强而能束骨利关节。肝主疏泄，先天肾藏之精血，后天脾化生之精微，散精于肝，靠肝之疏泄"淫气于筋"，促进筋骨对精血的吸收利用，维持关节功能正常。肾肝精血是筋骨生理功能的物质基础。洛阳有句土话"人过半百，筋骨自衰"。人到中年，肝肾始衰，肾精亏，骨失滋养，致骨体枯槁，退化变性；肝血虚，筋失荣养，脆弱失健，筋腱拘挛，关节僵硬。肝血虚则肝气衰。《素问·上古天真论》曰："肝气衰，筋不能动。"肝气衰，疏泄失职，气血壅塞，脉络失和，筋脉失濡，膝失滑利，则屈伸不利，致关节功能障碍。体内正气虚衰，风寒湿邪乘虚而入，闭阻经络则疼痛乃生。可见肝肾亏虚，精血不足，筋骨失于濡润是膝骨关节炎发病的本，外邪阻络是表。肝肾同源，精血同源，筋骨并病是膝骨关节炎的病理特点。

《素问·脉要精微论》曰："膝者，筋之府。"《素问·痿论》曰："宗筋主束骨而利机关也。"膝骨性关节炎虽然损在骨，但病在筋。平乐正骨以养血荣筋为治疗该病之大法，佐以祛邪。据此形成养血止痛丸处方。

方中白芍酸寒入肝，守而不走，养血敛阴，柔肝止痛；丹参、鸡血藤入肝肾，补血行血，舒筋活络止痛。牛膝味苦兼甘，善下行，通而能补，为通经破瘀、补益肝肾、通利关节的要药。《本草逢原》曰："牛膝能引诸药下行，筋骨痛风在下者宜加用之。"有"无牛膝，不过膝"之说，凡足膝有病，牛膝每作引经之药。桂枝辛温，善通阳气，祛风寒，能温经通脉；同时与白芍合用，有调和营卫之效，白芍养血敛阴而不滞邪，桂枝和营解肌而不伤阴。香附善解肝气之郁而调经止痛，其味辛微苦而甘，辛散肝气之郁，苦降肝气之逆，甘缓肝气之急，为调和肝气，理气解郁之要药。肝为藏血之器，气为血之帅，肝气调和则血行通畅，而无郁滞之患。乌药味辛而气温，功能理气散寒止痛，因辛行气，温胜寒，辛温相合，则行气散寒，寒祛气畅而无凝滞之患，故疼痛自止。威灵仙辛咸温，具辛散温通咸软之性，故能祛风湿，通经络而止痹痛，凡风湿之邪滞于经脉而致痹痛、肢体麻木、筋骨酸痛均可治疗。秦艽"风药中之润剂，散药中之补剂""诸风药皆燥，惟秦艽偏润"，秦艽有祛湿邪而不损真阴的特点，秦艽味辛苦而气平，能散厥阴肝经之风，泄阳明胃腑之湿。肝无风邪，则筋脉通畅，而痹自愈；胃无湿郁，则以绝化热损阴之源，而骨蒸自退。生地早在《神农本草经》里就有记载，生地能"逐血痹"，同时方中燥药较多，生地滋阴养血，防止过燥伤阴。甘草甘平，性和缓，能调和诸药，使之不争，缓和其峻。以上诸药合用，养血荣筋，强筋壮骨，疏肝活血，通络止痛。养血柔肝荣筋治疗该病之本。

【临床应用经验】

1. 全身颈肩腰腿痛主方，膝关节骨性关节炎特供。重在加减，必须加减，否则效不速。所治疾病稳定后，养血止痛丸乃防复发，维持疗效之剂。"养血以强筋""筋为骨用"，重建骨筋结构的稳定性。是乃"神药"。

2. 损伤后期，血虚兼瘀，关节作痛者。

3. 汤剂与丸剂的联合应用。遵循中医理论。

4. 缺点　平和之剂，少副作用之剂。起效作用较慢。活血止痛不够、补肾不够、益气不够、舒筋活络不够、祛风除湿不够等。"辨证大舞台，根据证候来"，不是包治百病的。

5. 相关方剂　活络效灵丹、独活寄生汤、虎潜丸等。

6. 相关治疗　胃病、妇科病、白发等。

【历史沿革】养血止痛丸首载于 1976 年河南人民出版社出版的赤脚医生丛书《简明正骨》。该书是"文革"后期在郭维淮院长的主持下，洛阳正骨医院集体编写的经验丛书，因政治原因未标明作者，只注明该书系河南省洛阳地区正骨医院编写。养血止痛丸在洛阳正骨医院 1970 年制成内部制剂，应用临床几十年，对膝关节骨质增生、慢性劳损引起的颈肩腰腿痛、急慢性软组织损伤等症均有较好的疗效，医院科研人员对其进行了系统研究。1997 年获河南省中医药科技进步一等奖，并将其命名为筋骨痛消丸；1998 年获国家重点新产品证书、河南省高新技术产品证书、河南省科技进步二等奖；2001 年被批准为国家中药保护品种。在此基础上近年来开发出了筋骨痛消丸颗粒。目前该药已成为国内治疗膝关节骨性关节炎的品牌药物。

根据平乐正骨药物"破""和""补"治疗原则，该药属"和"药范围，以养血舒筋、行气活血为治则。"洛阳正骨二百年，良药筋骨痛消丸"。20 世纪 80 年代郭维淮院长曾应用养血止痛丸配合外用药物治愈李先念主席的腰痛病。

六、膝关节寒痹

痹证在临床上较为常见，其名首见于《黄帝内经》，有"历节病""鹤膝风"之称。膝关节寒痹，亦称膝关节痛痹。本病是痹证的一种，指寒邪偏重的膝关节痹证。临床上较为常见，以膝关节疼痛剧烈，痛有定处，患膝发凉，得温减轻，遇冷加重为特征，关节不红不肿，有明显压痛点，关节活动多受限为主要表现。此病好发于秋冬季节，或于秋冬季节加重。其致病原因主要以寒邪侵袭为主，《素问·痹论》篇曰："风寒湿三气杂至，合而为痹也。其寒气胜者为痛痹。"其病因病机关键在于人体素体不足，正气虚弱，卫外不固，腠理疏松，风寒湿邪乘虚而入，以寒邪为甚，阻滞于肢体经络、关节，气血运行不畅，关节失于濡养，引起疼痛。临床上治疗本病通常以补虚、祛风、散寒、除湿为治疗原则。平乐郭氏正骨认为本病之素体不足，关节在于肝肾亏虚，故在治疗本病上予以补益肝肾、益气养血、温经通络、祛风除湿之剂。

内服药物：平乐正骨历节风方。

组成：当归 12g，杭白芍 12g，黄芪 24g，党参 12g，云茯苓 12g，防风 12g，桂枝 6g，制川乌 6g，制草乌 6g，葛根 9g，鸡血藤 15g，忍冬藤 12g，茺蔚子 6g，丹皮 9g，羌活 6g，炒薏苡仁 15g，桑寄生 10g，黑杜仲 12g，川断 12g，五加皮 10g，甘草 5g，葱白 3 寸，生姜 3 片。

用法：煎药 1 小时以上。每日 1 剂，2 次分服，每次 250ml，连服 14 天。服药后注意事项：服药后再温服白粥一碗，盖被以发其汗。

外用膏药：平乐正骨二乌散。

组成：制川乌、制草乌各等份。

用法：共为细末，每次 50g，蜂蜜调敷膝关节处。

平乐正骨历节风方系平乐郭氏正骨祖传验方，具有补益肝肾、益气养血、温经通络、祛风除湿之功效，是膝关节寒痹常用方，疗效确切。方中杜仲能补肾润肝，益精补髓，强筋壮骨，起萎除痹，《得配本草》云：本品"入滋补药，益筋骨之气血；入祛邪药，除筋骨之风寒。"为治筋骨痹痛之要药。五加皮具有祛风湿、补肝肾、强筋骨、利水消肿之功效，补正不留邪、祛邪不伤正的特点，为祛风除湿、益气补肾之良药，常与杜仲相须为用。川续断能补益肝肾，强壮筋骨，宣行百脉，通利关节，凡经络筋骨血脉诸病，无不主之，通痹起萎尤为特长，损伤之筋骨非此不能养，瘀滞之关节非此不能利。桑寄生能祛风除湿，补肝肾，养血，强筋骨，为治风湿痹痛之常用药。四药同用为该方主药，起祛风除湿、补益肝肾、强筋壮骨之效。当归能补血养血，活血止痛，与桂枝合用能养血温经。鸡血藤行血养血，走守兼备，更能舒筋活络，为治疗经脉不畅，筋脉失养病证的必用药物。本品温而不燥，药性缓和，味甘能养，行血散血，兼有补血之功，祛瘀不伤正，生新不留邪，因其属藤类药物，补养力稍显薄弱，走散入络功力缓和，用治久痹、顽痹尤为适宜，符合叶天士"宿邪宜缓攻"之旨。白芍酸寒入肝，守而不走，养血敛阴，柔肝止痛；党参补中益气，健脾益肺；黄芪补气力强，气足则血旺而运行有力，黄芪与方中白芍、桂枝、生姜同用，取黄芪桂枝五物汤之意以治血痹。诸药共为臣药，具有益气养血、活血舒筋之效。制川草乌温热辛烈，具有祛风湿、散寒通络止痛之功效，与活血化瘀药同用，能增强化瘀通经之功，治筋骨痹证，瘀滞疼痛，尤以治疗寒湿偏盛的筋骨关节疼痛为擅长，内服、外用均可起效。桂枝辛甘发散，性温通阳，为益气通阳、和络止痛之佳品，既能温散血中寒凝，又可宣导活血药物，以加强温经通脉、活血止痛之功。羌活具有解表散寒、胜湿止痛之功效，长于祛风湿，散寒邪，通利关节而止痹痛。防风能祛风解表、胜湿止痛，善祛经络及筋骨中的风湿，能随所引而治一身尽痛，亦为治疗痹痛常用之品。防风为风中之润剂，既能祛风胜湿止痛，又解乌头毒，与乌头同煎，降低药品毒性。四药同用共起祛风散寒、除湿止痛之效。另外，方中茯苓甘淡渗湿，薏苡仁性燥能除湿，味甘能入脾补脾，兼淡能渗湿，又能通利关节，舒通筋脉，缓和拘挛，故主筋急拘挛不可屈伸及风湿痹，除筋骨邪气不仁。葛根能外散风寒，内清里热，更能生津而使筋脉得以舒缓。茺蔚子味辛，微温，主益精，除水气。丹皮通关腠血脉，消仆损瘀血，续筋骨，除风痹，辛行苦泄，有活血散瘀止痛之功。忍冬藤长于清热疏风，通络止痛，共为佐药。生姜、葱白辛温，发汗力较弱，能发微汗，符合仲景先师"若治风湿者，发其汗，但微微似欲出汗者，风湿俱去也"之旨。诸药合用共奏散寒祛风除湿、补益肝肾、益气养血、活血祛瘀、温经通络之功效。同时外用二乌散加强散寒止痛效果。

七、骨折后肿胀

平乐正骨认为，骨折后气滞血瘀，离经之血外溢，停积肌肤肉理则出现血肿，进而气血不畅，运化失常，水湿停留积聚局部则为水肿，甚至出现张力性水疱。故肿胀的机制不离瘀肿在先，水郁于后，"水瘀互结，则为肿矣"。因而骨折初期肿胀，谨守"伤从血论"无疑是非常正确的，但一味强调活血祛瘀，忽视利水渗湿，则水湿积聚，亦必然加剧瘀血内阻；唯有活血祛瘀与利水渗湿并举，方能收到瘀去肿退，气血津液调和，四肢百骸得养，骨折早日修复之功。骨折局部肿胀，瘀血水湿郁积，瘀积之处必有伏阳，易于化热化风，毒邪丛生从生，故伴见红肿疼痛并发症。故对骨折早期肿胀应从活血祛瘀、利水消肿、清热解毒三方面进行治疗。平乐正骨仙复汤即是具有这三方面作用的经验方剂。

药物组成：当归 10g，柴胡 10g，金银花 10g，乳香 10g，没药 10g，白芷 10g，浙贝 10g，防风 10g，赤芍 10g，桃仁 10g，山甲 10g，天花粉 15g，红花 6g，陈皮 5g，甘草 3g。

用法：水煎加酒服，每日 1 剂。

药物加减：肿胀严重者，加麻黄 5g。本方加麻黄 5g，羌活 10g，独活 10g，苍术 10g，猪苓 15g，泽泻 10g，薏苡仁 30g，方名加味仙复汤。

仙复汤方由仙方活命饮和复元活血汤组合加麻黄、羌活、独活、苍术、猪苓、泽泻、薏苡仁而成，仙方活命饮出自《校注妇人良方》，其具有清热解毒、消肿溃坚、活血祛瘀、理气止痛的功效，原方专为实热阳证疮疡而设。因该方组方严谨，配伍精当，活血化瘀而不伤正，散结消肿、通络行滞而不伤阴，诸药合用温凉相抵，唯行散之力卓著。复元活血汤源于《医学发明》，为李东垣所创，功能活血化瘀，行气止痛。方中金银花性味甘寒，最善清热解毒疗疮，前人称之谓"疮家圣药"；单用清热解毒，则气滞血瘀难消，肿结不散，故重用酒制大黄入血分，荡涤凝瘀败血，并加酒制，祛瘀之力更强；柴胡疏肝调气，并可引诸药入肝经，两药合用一升一降，以攻散胁下之瘀滞；桃仁、红花活血祛瘀，消肿止痛；穿山甲气腥而窜，其走窜之性无微不至，故能宣通脏腑，贯彻经络，透达关窍，凡血凝血聚为病，皆能开之；白芷、防风相配通滞而散其结，使热毒从外透解；乳香、没药二者气香，香能走窜而善行，故能行血散瘀，利气通络，血行气利则疼痛自止；当归尾、赤芍活血散瘀，消肿止痛；贝母、天花粉同用，协助清热散结消肿；陈皮行气通络止痛，《本草纲目》谓本品"同补药则补，同泻药则泻，同升药则升，同降药则降"，方中配伍应用加强活血消肿之功；麻黄辛苦而温，入手太阳肺经、足太阳膀胱经，为发汗要药，并能利尿。因其辛能发散，入太阳之经而走表，可使肌肤之水湿从毛窍外散，能开腠发汗；入太阳之腑走膀胱，可通调水道下输膀胱以下助利尿之力，使部分水湿从表而出并能行水利尿；羌活、独活均能祛风胜湿；猪苓利水消肿渗湿，薏苡仁、泽泻利水消肿，渗湿泄热，三者并用利水作用加强；甘草清热解毒，并调和诸药。诸药合用共奏活血化瘀、清热解毒、利水消肿之功能。

八、感染创面的治疗

中西医结合治疗感染性创面，中医的辨证论治非常关键，既要注意局部，又要注意整体，既强调外用中药的重要性，又要重视内服汤药的必要性。

关于外用中药，许多学生会问："老师，那么大的创面，应用中药外洗，中药没有经过严格消毒，不害怕感染加重吗？为什么中药外洗后，不建议应用碘伏及过氧化氢溶液消毒呢。""唯脓长肉"是中医学千百年来的经验总结。应用中药外洗的创面虽然脓液较多，但上皮生长速度快，肉芽生长猛烈，并且部分病例会出现创面中央有皮岛生长。脓对创面生长有一定促进作用，这些脓并不是坏死组织溶解而产生的脓液，而是血浆内的多种成分自血管内向外渗出的物质，其中包含大量白细胞及蛋白质。创面因为无皮肤覆盖，肉芽卫外不固，无天然屏障。这种渗出物不但能稀释毒素，促进白细胞的吞噬作用，而且可以刺激创面四周上皮、肉芽生长，所以是好东西。创面肉芽未生长满时，最忌用腐蚀性和刺激性大的药物冲洗（包括中药），如碘伏及过氧化氢溶液。

脓（渗出物）渗出来是健康的，正常的。渗出来后我们怎么治疗，这就需要辨脓。正气存内，邪不可干，邪之所凑，其气必虚。正常的感染创面，是有毒的，就是所谓的感染、细菌。我们会根据脓液的性质及形态变化，推断出患者体质的情况。正如平乐正骨高云峰祖师所言："人是一个小天地，牵一发而动全身，局部损伤会出现全身症状"，整体辨证。其实也是局部正邪交争的结果。脓汁稠厚者，患者体质必壮；脓汁稀薄、量多，如洛阳北大街的粉浆一样，则患者体质必衰；创面臭秽不化脓且流黑褐色污水，则更是正不胜邪的恶相。这三种情况，目前可分为三型。第一种必定正气充盛。其摄血、摄液功能强劲。局部外邪也不盛。少量的渗出液，是与局部邪气抗争的结果。第二种正气亏虚。"正气充盛"必然正气亏虚，且邪气不盛，局部固摄作用不强，渗出多，并且渗出的东西不壮。战斗力不强，一是局部营养不够，一是无用东西太多。把好东西都稀释了，形不成战斗力。整体来说是最耗正气的，形成恶性循环。若不干预，则有可能转变为第三种亚型。第三种正气或充足或不充足，其关键是邪气盛，病情严重。祛邪为第一要务，其有可能在治疗过程中会转变成其余两型。可以按中医理论，把其分为三型四期。

目前因药物管理严格，自制药品不能应用，但国家又无相关成药。丹方药物治疗目前除农村还应用外，在三级甲等医院几乎难觅。但这也是自成体系的系列药，可以自行配制应用。我们医院有展筋丹、骨炎膏，对症的话，效果佳。自己可制些当归紫草膏、三黄生肌膏、生肌橡皮膏等。

创面感染，并有大块组织坏死，好坏组织未出现分界线时，局部肿胀、疼痛，甚至出现高热，需清热解毒、消肿止痛、散瘀活血，可用仙黄解毒汤。中期根据创面情况，及时调整，随病程的进展，会出现阴虚的现象，平时流出来的东西尽是阴液，应特别注意滋阴治疗，应用洛阳正骨经验方滋阴解毒汤。后期坏死组织脱尽，脓水稀而量多，为气血不足的表现，以加味十全大补汤善后。"痈疽皆有火毒生，经络阻滞气血凝"。清热解毒药物要及时应用。对于第三型则需祛毒治疗，需应用蜈蚣、壁虎、全蝎等。在整个治疗过程中，干姜、附子在各型中均可应用，但须配伍。

局部骨质外露的处理：外露的骨质常因缺乏营养而坏死，但应辨证对待，否则强行凿出，肉芽仍未形成，露出之正常骨质因无软组织覆盖而又感染坏死。所以说，应伺机而动，时机一到，内服死骨分离散。

感染创面中有一类系挤压毁损伤，挤压毁损伤在历代中医文献中记载较少，无明确记载，查阅群书见《医宗金鉴·正骨心法要旨》中内治杂证法中瘀血泛注与之相仿。伤损瘀血泛注之证，乃跌仆血滞所致。盖气流而注，血注而凝，或注于四肢关节，或留于胸腹腰臀，或漫肿，或结块，初起皆因肝、脾郁火。内服小柴胡汤以清肝火，次用八珍汤以壮脾胃，或益气养荣汤，久服自然收功。若日久溃破而气血虚者，宜十全大补汤。此证若不补气血，不慎起居，不戒七情，或用寒凉克伐，俱属不治。早期用小柴胡汤者，效果极佳。

小柴胡汤首载《伤寒杂病论》，是治疗少阳病的主方，为后世和方之祖，用途甚广。唐容川《血证论》认为："和法则是血证治疗的第一良法，表则和其肺气，里则和其肝气，而尤照顾脾胃之气。或补阴以和阳，或损阳以和阴，或逐瘀以和血，或泻水以和气，或补泻兼施，或寒热互用。""小柴胡汤原是从中上疏达肝气之药，使肝气不郁，则畅行肌腠，而营卫调和，今加去瘀之品，则偏于去瘀，凡瘀血阻滞营卫者，用之立验。"在《伤寒杂病论》中，有关小柴胡汤的记载所占篇幅，比其他任何方剂都大得多。关于小柴胡汤证的病因，在《伤寒杂病论》中有明确的论述，"血弱气尽，腠理开，邪气因入"，指出人体气血不足时，营卫不和，卫气不固，腠理大开，外邪乘虚而入。正所谓"邪之所凑，其气必虚”。其病机为“正邪分争，往来寒热，休作有时。嘿嘿不欲饮食，脏腑相连，其痛必下。邪高痛下，故使呕也”。

下肢挤压毁损伤，手术时出血较多，又不能彻底止血，不可避免术后出现较多渗血。虽然西医学中的“血”与中医学中的“血”不能等同，但中医学中的“血”，包括西医学中的“血”，所以下肢挤压毁损伤术后病人都有不同程度的“血弱”情况。《素问·宣明五气篇》中说：“五劳所伤，久视伤血，外卧伤气，久坐伤肉，久立伤骨，久行伤筋。”下肢挤压毁损伤术后病人由于病情需要，卧床时间明显增多，有些病人卧床时间还很长，故必伤其气。综上所述，骨科术后病人气血不足的情况非常普遍，这样就形成了小柴胡汤证的基本条件——“血弱气尽，腠理开”。加之手术前后，为做各种检查，以及换药等，脱衣丢被也是必然，又给了“邪气因入”的机会。从病因上讲，下肢挤压毁损伤手术病人早期易出现小柴胡汤证。若患者能平安度过急性期，则后期气血虚弱症状必现，则需应用八珍汤加减补益气血。

血源性骨髓炎在 20 世纪 90 年代之前，因卫生条件差，营养差，发病率较高。在当今社会大环境下，发病率极低。血源性骨髓炎是全身病变的局部表现，虽然症状控制了，但特别是每年春季，都有可能复发，出现红肿流脓等症状。而创伤性骨髓炎一般正规治愈后，不会复发。根据中医理论结合临床经验，我们提出：血源性骨髓炎的治疗若不经历两轮春夏秋冬，不能算治愈，只能是症状控制。根据中医正气及邪气理论，创制骨髓炎治疗方法，一般用药系下面六大类：

1. 补气养血，如黄芪、山药、当归、党参等；

2. 清热解毒药物，如金银花、天花粉、地锦草、山慈菇等；

3. 祛毒药物，如蜈蚣、全蝎、壁虎、三七等；

4. 滋阴药物，如生地、玉竹、黄精等；

5. 活血药物，如丹参、赤芍、乳香、没药等；

6. 祛湿药物，如土茯苓、萹蓄等。

根据中医理论，辨证施治。同时根据季节变化，及时调方。若两年内不复发，则复发几率将很小。

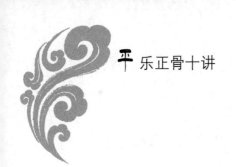

参 考 文 献

1. 郭维淮. 洛阳平乐正骨. 北京：人民卫生出版社，2008.

2. 孙树椿. 骨伤名师二十三讲. 北京：人民卫生出版社，2008.

3. 柳登顺，张剑赤. 实用颈腰肢疼诊疗手册. 第 2 版. 郑州：河南科学技术出版社，2006.

4. 张安桢，武春发. 中医骨伤科学. 北京：人民卫生出版社，1988.

5. 杜天信，高书图. 洛阳正骨临床丛书·名医医案. 北京：人民卫生出版社，2008.

6. 张虹. 洛阳正骨传统用药精粹. 北京：人民军医出版社，2010.

7. 海渊，毛书歌，毛天东，等. 颈眩灵汤治疗椎动脉型颈椎病的临床观察. 中医药导报，2015，03：71 - 73.

8. 毛书歌，李新生，鲍铁周，等. 牵复三步法治疗寰枢关节错缝的临床研究. 世界中医骨科杂志，2009，11（1），63 - 64.

9. 蒋凯彪，毛书歌，陈坤，等. 提拉推顶法治疗寰枢关节半脱位 31 例临床观察. 中医药导报，2013，19（5），45 - 47.

10. 毛书歌，鲍铁周，杨耀洲，等. 提拉推顶手法治疗寰枢关节错缝的临床观察. 医药论坛杂志，2009，30（23），72 - 73.

11. 孙贵香，郭艳幸，何清湖，等. 平乐正骨筋骨互用平衡论——平乐正骨理论体系之平衡理论研究（二）. 中医正骨，2012，24（10）：73 - 77.

12. 李志强，鲍铁周，李新生. 薰蒸方配合牵引治疗神经根型颈椎病. 陕西中医，2011，32（4）：439 - 441.

13. 王爱国，金鸿宾，谷福顺，等. 试述 CO 学派 "医患合作" 理念的先进性. 临床医生论坛，2012，33（38）：65 - 80.

14. 鲍铁周，宋永伟，郭艳幸. 优值牵引法治疗颈型颈椎病. 中国骨伤，2005，5：20 - 262.

15. 毛天东，毛书歌. 国家非物质文化遗产 "平乐郭氏正骨" 五十年风雨历程——记平乐正骨手法的五十年历史传承. 中医正骨, 2008, 10: 93 - 95.

16. 毛书歌. 平乐郭氏正骨术历史渊源. 第四届全国平乐正骨学术研讨会论文集,
    1991: 296 - 297.

17. 毛书歌. 高云峰学术思想探讨. 第四届全国平乐正骨学术研讨会论文集, 1991:
    298 - 301.

18. 毛书歌, 宋永伟, 李志强. 三维屈旋加平拉背压法治疗旁中央型腰椎间盘突出症临
    床研究. 中医正骨, 2009, 07: 5 - 7.

19. 毛书歌. 提旋手法治疗眩晕性颈椎病 100 例效果观察. 山东医药, 2009, 30: 101.

20. 毛书歌, 鲍铁周, 李志强. 等, 体重牵引下弹压手法治疗中央型腰椎间盘突出症的
    临床研究. 医药论坛杂志, 2010, 07: 111 - 112.